写给女生的健康书

〔日〕田中友也◎著

郑景方◎译

U0254601

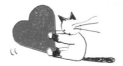

四川科学技术出版社

图书在版编目（CIP）数据

写给女生的健康书 / （日）田中友也著；郑景方译
. — 成都：四川科学技术出版社，2023.10
ISBN 978-7-5727-1153-4

Ⅰ. ①写… Ⅱ. ①田…②郑… Ⅲ. ①女性－养生（中医）Ⅳ. ①R212

中国国家版本馆CIP数据核字（2023）第192035号

© Tomoya Tanaka 2021
Originally published in Japan by Shufunotomo Co., Ltd
Translation rights arranged with Shufunotomo Co., Ltd.
Through Shinwon Agency Co.

写给女生的健康书
XIEGEI NÜSHENG DE JIANKANG SHU

著　　　者　[日] 田中友也
译　　　者　郑景方

出 品 人　程佳月
责 任 编 辑　刘娟
助 理 编 辑　王星懿
责 任 校 对　罗丽
封 面 设 计　沈阳沐云文化传媒有限公司
插 画 师　须山奈津希
责 任 出 版　欧晓春
出 版 发 行　四川科学技术出版社
　　　　　　地址　成都市锦江区三色路238号　邮政编码　610023
　　　　　　官方微博 http://weibo.com/sckjcbs
　　　　　　官方微信公众号　sckjcbs
　　　　　　传真 028-86361756
成 品 尺 寸　125mm × 185mm
印　　张　5
字　　数　100千
印　　刷　成都兴怡包装装潢有限公司
版　　次　2023年10月第1版
印　　次　2023年10月第1次印刷
定　　价　48.00元

ISBN 978-7-5727-1153-4

邮　　购：成都市锦江区三色路238号新华之星A座25层　邮政编码：610023
电　　话：028-86361770

前　言

想必拿起这本书的读者朋友们，大多都在家务、育儿和工作中打转，每日辛辛苦苦、忙忙碌碌。

在充斥着压力的现代社会，多数人每日勉力维生，疲劳逐渐累积，压力日益叠加，又无法得到充足的休息，很多人总会因此感到身体抱恙，觉得身上不爽利。

本书主要根据笔者多年临床经验，结合大众每天早、中、晚不同作息时间，介绍一些容易上手的中医学知识、养生方法和药膳等。希望大家能够给身体更多的关心和关爱，根据自己的身体情况，选择合适的时间段，去尝试一些适合自己的养生方法，让生活更加轻松、快乐，让身体更加健康，让自己充满朝气。同时，要对辛勤付出的自己给予充分的肯定，多表扬表扬自己，我们都很棒！

一年365天，为家务、育儿和工作辛勤付出的读者朋友们，希望这本书能够给你们带来助益。

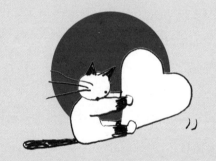

目 录

一、 从中医学的角度给自己更好的呵护

二、 最近是不是经常有这些行为

三、晨间养生

四、午间养生

五、 晚间养生

六、 不同季节和休息日养生

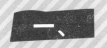

一、

从中医学的角度
给自己更好的呵护

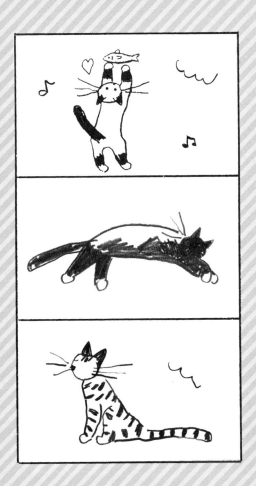

中医学的特点是什么

中医学是有数千年历史的中国传统医学，大致来看，有以下3个特点。

1. 整体观念

从人与环境来看，人是环境（包括自然、社会环境）的一部分，受环境的影响很大。从人自身来看，人的五脏、六腑、形体、官窍等不是各自独立存在的个体，而是相互联系、相互影响、相互协作的整体，不能把它们分割开来。

中医学关注的是整体而非个体，关注人与外部世界的平衡，也关注人内在的平衡。

2.辨证论治

疾病过程中一定阶段的病因、病位、病性等叫作"证"，对"证"进行区分、分析、诊疗的过程叫作"论治"，辨明症状进行治疗就叫作"辨证论治"。人的体质不同，"证"也不同。人的问题体质主要分为8种，本书第6至13页会对不同问题体质进行详细介绍①。

❶ 身体元气不足，是为气虚型体质。

❷ 经络之气阻滞不畅，是为气滞型体质。

❸ 血液不足，是为血虚型体质。

❹ 血流不畅，是为瘀血型体质。

❺ 体内津液不足，是为阴虚型体质。

❻ 体内水分过多或"污秽"沉积，是为痰湿型体质。

❼ 温煦功能减弱，阳热不足，是为阳虚型体质。

❽ 阳热亢盛，是为阳盛型体质。

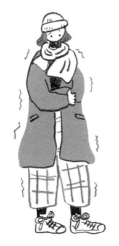

阳虚型体质

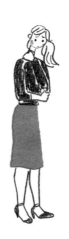

瘀血型体质

① 本书中对问题体质的分型为作者结合自身经验所得，与传统中医学对问题体质的分型有一定差异。

8种问题体质都有其对应症状或表现，读者可以进行对照自查。有的读者或许在不同问题体质的症状或表现中都能找到与自身情况相符合的内容，这时符合的症状或表现最多的就是自己身体更偏向的体质。

如果有两种或三种体质勾选的症状或表现数量相同，这也是很正常的。这时可以根据自己最在意的症状或表现来判断自身属于何种体质。

读者可以先了解一下自己属于哪种体质，再找到与其相对应的养生法进行尝试。

3.未病先防

未病，是指未患病或虽已患病，有自觉症状但疾病未发展的状态。

比如，身体感到惫懒、难受，但通过睡眠无法缓解……这些都可以视作未病。

很多自觉症状在西医诊疗中，单看检查数据尚未达到患病标准，身体仍被诊断为健康；但中医非常重视未病这个阶段。未病如果不采取相应的措施，很可能会发展成某种疾病。

身体不舒服就是身体发出的警报，不能忽视这些信号，在未病这个阶段就要采取措施进行改善。

通过穴位调理身体

本书中会经常提及经络和穴位。穴位的位置和作用在本书的第14至16页，在涉及相关内容时，可以随时翻到相应页码进行对照。

所谓经络，是指身体中气血运行、联系脏腑和体表及全身各部的通道。穴位位于经络的关键位置，其中经穴就有360多处。如果将经络比作铁轨，穴位就相当于铁轨上的一个一个车站。

中医学认为给予穴位适当刺激，可以改善与之密切相关的组织、脏器的健康。

读者在日常生活中，如果感到身体不适，可以尝试通过刺激穴位来调整、改善。

看看自己属于哪种体质

　　根据8种体质对应症状或表现，在与自己症状或表现相符的方框（□）中打钩，如果有3项及3项以上符合，你就属于该种体质。有时不止有一种体质打钩数量有3项及3项以上，这种符合多种体质的情况是正常的。

"总感觉没什么精神"

气虚型

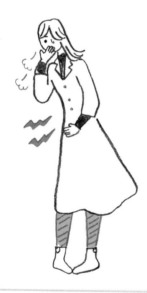

对应症状或表现

- □ 早起困难
- □ 四肢乏力
- □ 易疲劳
- □ 呼吸短促
- □ 动则出汗
- □ 食困
- □ 胃肠虚弱，易腹泻
- □ 易感冒
- □ 手脚冰凉
- □ 注意力难以集中

舌象

- □ 边缘有齿痕
- □ 舌苔呈浅粉色，形似肿胀

此类体质养生法

不要过于勉强自己，要注意：
- ★ 充分休息。
- ★ 适当运动。
- ★ 少吃或不吃生食。
- ★ 食用乳制品、甜食要适度。
- ★ 保证充足睡眠。

推荐食物

鸡肉、牛肉、鲑鱼、大米、豆类、南瓜、胡萝卜、红薯、香菇等。

☆ 多吃温热的食物。

"我也不想生气的"
气滞型

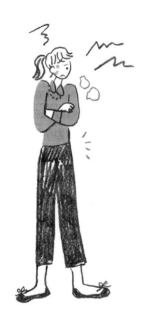

对应症状或表现

☐ 焦躁易怒

☐ 情绪不稳定

☐ 容易打嗝或叹气

☐ 便秘和腹泻交替出现

☐ 腹胀

☐ 喉头或胸口有堵塞感

☐ 有经前期综合征

☐ 食欲时好时坏

☐ 压力过大

☐ 睡眠较差，经常半夜醒来

舌象

☐ 左右两侧较红

☐ 舌苔呈浅白色或黄色

此类体质养生法

★ 按摩头部，舒缓压力。

★ 避免因压力导致暴食。

★ 做瑜伽或拉伸以舒缓身体。

★ 找到适合自己的压力疏解
　方式。

★ 不要将每天日程排得过满。

推荐食物

橘子、柠檬等柑橘类食物。推荐
摄入香气怡人的食物。

☆ 可以喝点茉莉花茶或洋甘菊茶
　等花茶，放松身心。

"身心都缺乏滋润"
血虚型

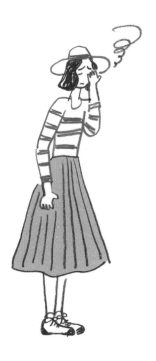

对应症状或表现

- ☐ 面色苍白
- ☐ 皮肤干燥、粗糙
- ☐ 皱纹多，比实际年龄显老
- ☐ 指甲易断裂
- ☐ 头发干枯、易脱落
- ☐ 容易头晕，特别是变换体位时
- ☐ 视物模糊，眼部疲劳
- ☐ 浅眠
- ☐ 常感到精神不安
- ☐ 思考能力下降

舌象

- ☐ 舌头整体呈浅粉色
- ☐ 伸出舌头时会不自主地抖动

此类体质养生法

- ★避免眼部疲劳。
- ★避免剧烈运动。
- ★多做舒缓拉伸运动。
- ★早睡。
- ★避免思虑过度。

推荐食物

牛肉、鸡肝、鸡蛋、菠菜、黑豆、黑木耳、草莓、枸杞、红枣、红茶等。

☆避免食用具有刺激性的食物，多吃易消化的食物。

"血液运行不畅"
瘀血型

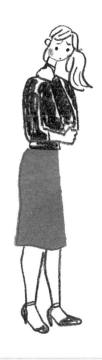

对应症状或表现

- [ ] 头部刺痛
- [ ] 肩膀紧张、僵硬
- [ ] 严重痛经
- [ ] 手脚冰凉
- [ ] 面部无光泽
- [ ] 容易产生黑眼圈
- [ ] 身体易产生瘀青
- [ ] 面部多斑或有雀斑
- [ ] 按摩后身体会明显感到轻松
- [ ] 唇部和牙龈呈深紫色

舌象

- [ ] 呈深紫色
- [ ] 表面有瘀点
- [ ] 舌静脉较为突出

此类体质养生法

★注意保暖。
★在制冷空调房里穿袜子或给腿部盖毯子。
★多泡半身浴，促进血液流通。
★不要长时间保持同一姿势。
★多活动身体。

推荐食物

竹荚鱼、鲭鱼、洋葱、韭菜、黑豆、纳豆、木耳、桃子、胡萝卜、生姜、黑醋等。

☆少吃油腻、生冷或口味过重的食物。

"津液不足"
阴虚型

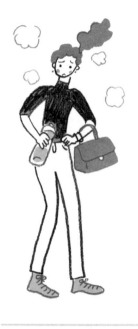

对应症状或表现

- ☐ 皮肤干燥
- ☐ 头晕、视物模糊
- ☐ 手足心热
- ☐ 易口渴
- ☐ 易盗汗
- ☐ 体温略高
- ☐ 皮肤潮热、潮红
- ☐ 脸颊和眼部易发红
- ☐ 便秘，粪便呈颗粒状
- ☐ 身材偏瘦

舌象

- ☐ 舌面有裂痕
- ☐ 舌头颜色偏红，较薄、较小
- ☐ 无舌苔（舌苔较少）

此类体质养生法

★避免会导致大量出汗的行为（剧烈运动、长时间泡澡、蒸桑拿等）。

★放缓生活节奏。

★避免过度饮酒。

★早睡早起，保证充足睡眠。

★避免积攒压力或疲劳。

★不喝冰冷饮品。

推荐食物

猪肉、猪蹄、鸡翅、鲍鱼、醋、鱿鱼、山药、秋葵、百合根、银耳、西瓜、梨、牛奶、豆奶等。

☆不要吃辛辣刺激的食物。

"容易水肿"
痰湿型

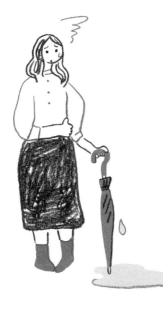

对应症状或表现

- [ ] 身体沉重、怠懒
- [ ] 四肢易水肿
- [ ] 头晕、想吐
- [ ] 烧心（胃部有灼烧感）
- [ ] 胸闷
- [ ] 多痰
- [ ] 下雨天容易身体不适
- [ ] 易腹泻、多软便
- [ ] 喜好甜食或油腻食物
- [ ] 肥胖、水肿

舌象

- [ ] 舌苔厚
- [ ] 舌头肥大

此类体质养生法

- ★ 适当进行强度较大的运动多出汗。
- ★ 勤活动身体。
- ★ 合理摄入水分，谨慎摄入甜食、冷食或油腻食物。
- ★ 饭吃八分饱。

推荐食物

红豆、黑豆、蛤蜊、蚬子、海带、裙带菜、萝卜、白菜、笋、菌类、乌龙茶等。

☆ 多吃易消化的食物。

"总是怕冷"
阳虚型

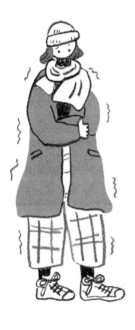

对应症状或表现

- [ ] 面色苍白
- [ ] 心悸、气短
- [ ] 畏寒
- [ ] 腰腹部体温较低
- [ ] 下半身冰凉
- [ ] 黎明时易腹泻
- [ ] 降温容易导致身体不适
- [ ] 夏天也会感到寒冷
- [ ] 尿频

舌象

- [ ] 舌头整体颜色偏白
- [ ] 舌苔偏白

此类体质养生法

★ 由内到外做好保暖。
★ 养成运动习惯，让身体暖起来。
★ 忌久坐。
★ 多泡澡。

推荐食物

羊肉、鲑鱼、虾、葱、韭菜、蒜、生姜、胡椒、花椒、辣椒、咖啡等。
☆少吃冰激凌等冷食。

"总感觉很热"
阳盛型

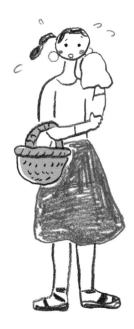

对应症状或表现

☐ 易出汗

☐ 不耐热

☐ 呼吸粗重

☐ 面部或眼部总是泛红

☐ 易出现皮肤问题，如面部痤疮

☐ 有牙槽脓肿或口腔炎

☐ 易口渴，喜欢喝冷饮

☐ 嗓门大，易兴奋

☐ 食欲旺盛，喜食油腻食物

☐ 排便和放屁很臭

舌象

☐ 舌头整体颜色泛红

☐ 舌苔泛黄

此类体质养生法

★养成跑步习惯。

★多泡半身浴。

★不要过度劳累。

★注意饮食要清淡。

★饮酒要适量或不饮。

推荐食物

茄子、黄瓜、冬瓜、番茄、红豆、裙带菜、海带、豆腐、柿子、西瓜、梨、绿茶等。

☆少吃辛辣食物。

这里给读者介绍一些本书中会提到的穴位或简单易记、易上手的穴位。除了精准的穴位按压外，按揉或轻搓穴位周围也能起到一定效果。

人体背面（手心向后）

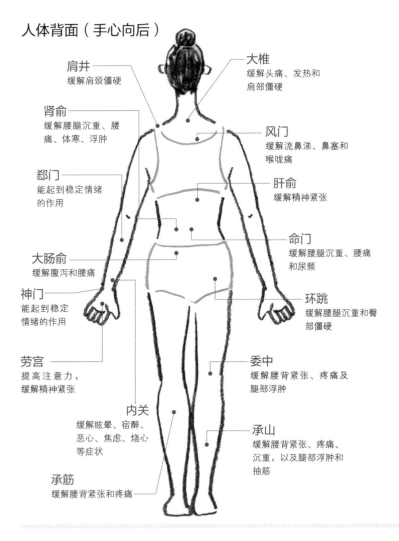

肩井
缓解肩颈僵硬

肾俞
缓解腰腿沉重、腰痛、体寒、浮肿

郄门
能起到稳定情绪的作用

大肠俞
缓解腹泻和腰痛

神门
能起到稳定情绪的作用

劳宫
提高注意力，缓解精神紧张

内关
缓解眩晕、宿醉、恶心、焦虑、烧心等症状

承筋
缓解腰背紧张和疼痛

大椎
缓解头痛、发热和肩部僵硬

风门
缓解流鼻涕、鼻塞和喉咙痛

肝俞
缓解精神紧张

命门
缓解腰腿沉重、腰痛和尿频

环跳
缓解腰腿沉重和臀部僵硬

委中
缓解腰背紧张、疼痛及腿部浮肿

承山
缓解腰背紧张、疼痛、沉重，以及腿部浮肿和抽筋

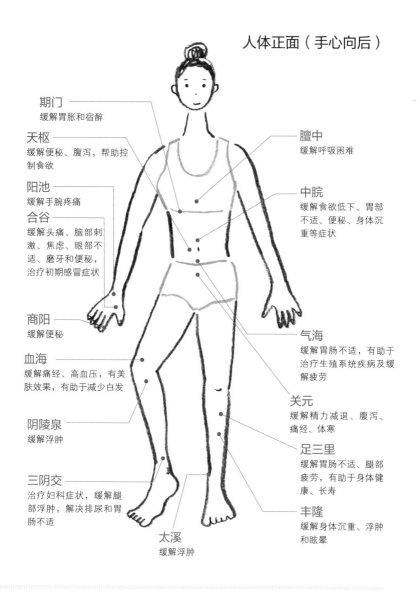

人体正面（手心向后）

期门
缓解胃胀和宿醉

天枢
缓解便秘、腹泻，帮助控制食欲

阳池
缓解手腕疼痛

合谷
缓解头痛、脑部刺激、焦虑、眼部不适、磨牙和便秘，治疗初期感冒症状

商阳
缓解便秘

血海
缓解痛经、高血压，有美肤效果，有助于减少白发

阴陵泉
缓解浮肿

三阴交
治疗妇科症状，缓解腿部浮肿，解决排尿和胃肠不适

太溪
缓解浮肿

膻中
缓解呼吸困难

中脘
缓解食欲低下、胃部不适、便秘、身体沉重等症状

气海
缓解胃肠不适，有助于治疗生殖系统疾病及缓解疲劳

关元
缓解精力减退、腹泻、痛经、体寒

足三里
缓解胃肠不适、腿部疲劳，有助于身体健康、长寿

丰隆
缓解身体沉重、浮肿和眩晕

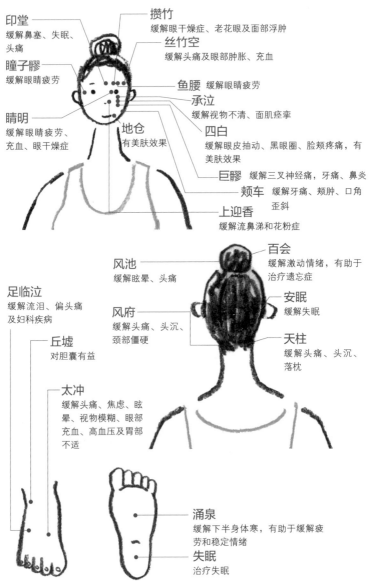

印堂
缓解鼻塞、失眠、头痛

攒竹
缓解眼干燥症、老花眼及面部浮肿

丝竹空
缓解头痛及眼部肿胀、充血

瞳子髎
缓解眼睛疲劳

鱼腰 缓解眼睛疲劳

承泣
缓解视物不清、面肌痉挛

睛明
缓解眼睛疲劳、充血、眼干燥症

地仓
有美肤效果

四白
缓解眼皮抽动、黑眼圈、脸颊疼痛，有美肤效果

巨髎 缓解三叉神经痛、牙痛、鼻炎

颊车 缓解牙痛、颊肿、口角歪斜

上迎香
缓解流鼻涕和花粉症

风池
缓解眩晕、头痛

百会
缓解激动情绪，有助于治疗遗忘症

安眠
缓解失眠

风府
缓解头痛、头沉、颈部僵硬

天柱
缓解头痛、头沉、落枕

足临泣
缓解流泪、偏头痛及妇科疾病

丘墟
对胆囊有益

太冲
缓解头痛、焦虑、眩晕、视物模糊、眼部充血、高血压及胃部不适

涌泉
缓解下半身体寒，有助于缓解疲劳和稳定情绪

失眠
治疗失眠

注意：头颈部穴位按摩具有一定的风险，需要在专业医生的指导下进行。

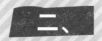

最近是不是经常有这些行为

身体会通过很多信号给出身体不适的提醒。比如，压力大时经常想喝碳酸饮料、焦虑时总想吃酸梅子等。读者可以根据以下身体信号进行自我对照。

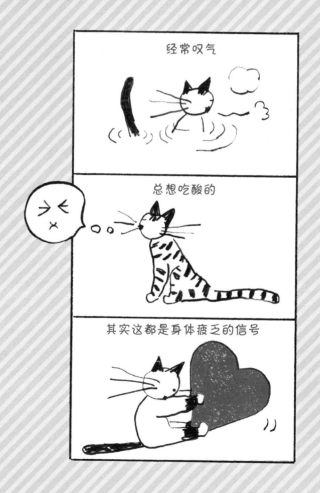

经常喝碳酸饮料

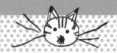

身体已经"压力山大"了呀！

　　人在压力大的时候会想喝碳酸饮料。中医学将这种压力累积、气血不畅的状态叫作"气滞"。

　　气血不畅时，身体会通过各种方式消除气滞感。喝碳酸饮料时，人容易打嗝，通过打嗝可以促进气血流通，缓解气滞感。这时候，不要不好意思，畅快地打个嗝吧。如果想放屁，也不要刻意忍耐哦！

　　另外，薄荷、柑橘类等香气宜人的食物，对缓解压力也很有效果。

离不开甜食

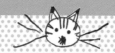

如果总想吃甜食，可能是胃出了问题哦！

总想吃甜食的人，自身可能并未察觉不适症状，但胃可能已经出了问题。

当胃出现不适时，会下意识地想要吃甜食来补充胃的元气。如果发现自己最近总忍不住吃甜食，可以审视一下自己的饮食习惯，如果饮食过量了，可以适当减少食量。实在忍不住想吃甜食的时候，可以吃点时令水果。如果觉察到胃功能减弱，要多摄入容易消化的食物。

总想吃酸的

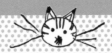

最近是不是有点焦虑呀？

中医学认为，酸味入肝，能滋补肝血，而肝和人的精神状态有关。

肝功能下降时，人易出现情绪不稳定的问题，对自身的情绪把控度减弱，很容易产生焦躁或焦虑情绪。这时，人们就会不自觉地想吃酸的食物。

想吃酸的食物的时候，也可以吃一些，但是更推荐大家这时候吃点甜食来稳定心神。建议晚上早早地泡个热水澡，自然进入睡眠状态，睡眠是恢复肝功能的"良药"。

不自觉地发呆

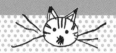

多补充能量，让身体充满元气！

经常发呆的人，从根本上来说是元气不足，需要补充元气。

想让身体充满元气，最重要的是要保证充足的睡眠；吃饭的时候要多咀嚼，饭吃八分饱；多吃黄色食物，少吃辛辣食物。

此外，还可以到绿意盎然的公园，让自己处在大自然中进行轻度运动，如散步、深呼吸。不要做会让自己大量出汗的剧烈运动，这反而会消耗精力，使身体的元气更加不足。

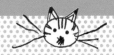

身体内仿佛出现了"交通堵塞"，得赶紧疏通。

叹气，说明体内的气运行不畅。身体为了减少积滞的气，会不自觉地叹气。

这时就要想办法让气排出去。

不要总待在家里，可以多出门跟人聊聊天，或给朋友打电话发发牢骚也是好的。出声说话就会有助于排出体内拥堵的气。比如，那些平时闷声不响的人，有时焦躁、焦急到一定程度也会突然开始倾诉，这就是气滞了，身体不自觉地排气的行为。

一搭乘交通工具就会马上睡着

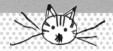

虽然表面看上去很精神，但是胃肠已经很疲劳了。

一搭乘地铁、公交车等交通工具就容易睡着的人，说明元气不足，身体疲乏，这是胃肠功能减弱的表现。

如果总是在乘坐交通工具时睡着，本人可能并未意识到是自身胃肠出现了问题。这时，可以试着吃一些白米饭或者水果这类能够补充身体元气的食物。

最近，有一种控糖减肥方法，即减少米饭等碳水化合物的摄入，只吃肉食。从中医学来说，米饭是人元气的重要来源。这倒不是让大家大量吃，而是在没有食欲的时候，建议大家可以吃点米饭，比如小白米饭团之类的。

下意识交叠双腿

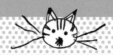

交叠双腿可能是因为怕冷哦！

　　双腿交叠有很多种姿势，这里说的主要是跷"二郎腿"的问题。女性经常会有这种动作，有说法认为这是为了遮住小腿肚内侧的三阴交穴。三阴交穴是治疗妇科疾病经常会用到的穴位，这个动作或许是为了不让三阴交穴着凉的下意识动作。

　　其实很多人都有体寒的问题，可以通过按揉三阴交穴，或用热水袋、热饮瓶热敷穴位来缓解。

眼皮跳

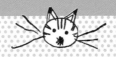

是不是睡眠时间不足？要好好睡觉哦！

相信很多人眼皮都跳过。这在中医学看来，可能是血液不足导致。

眼部疲劳、大脑的过度使用都能够导致血液不足。要减少眼睛盯着电脑或手机的时间，并保证获得充足的睡眠。即使还有工作没做完，每天也要保证23点前入睡，剩下的工作可以第二天早上再做。虽然更想建议大家22点就睡觉，但是这确实比较困难。如果实在无法做到早睡，那也至少要睡足6个小时。

同时，可以适量多吃一点能够补血的食物。

嘴唇干，经常舔

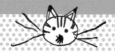

最好调整一下自己的饮食习惯哦！

嘴唇干与胃肠功能差有一定关系。嘴唇干的人应该调整一下饮食习惯，以恢复弱化的胃肠功能。

请有此类烦恼的人回忆一下近来的饮食习惯：是不是有暴饮暴食的问题？是不是喜欢吃口味重的食物或者甜食？如果有这些情况的话，建议大家还是应该清淡饮食。

可以多吃一点纳豆、豆腐等豆制品或白米饭、根茎类食物；少吃或不吃冷食，多吃热的食物。通过调整饮食来进行身体内部调节。

手指多生倒刺

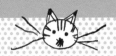

得好好补补血哦！

手指生倒刺，在中医学看来是血虚的表现。

血虚的人，要格外注意防止血液的过度消耗，应多吃莓果类、番茄等红色食物或黑豆、黑芝麻等黑色食物。

血虚的人应尽量避免泡澡、高温瑜伽、泡温泉和剧烈运动；要保证充足的睡眠，让身体得到足够的休息；使用电脑、手机以及看电视的时间也要有所控制。

女性在7的倍数的年龄节点上，身体会发生变化

中医学认为，女性的身体每7年会发生较大的变化。下图是女性要特别注意养生的年龄节点。

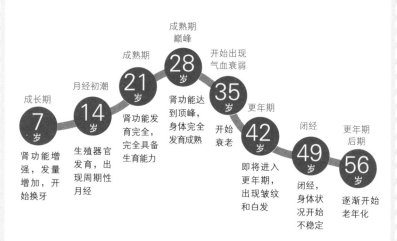

成长期

7岁

肾功能增强，发量增加，开始换牙

月经初潮

14岁

生殖器官发育，出现周期性月经

成熟期

21岁

肾功能发育完全，完全具备生育能力

成熟期巅峰

28岁

肾功能达到顶峰，身体完全发育成熟

开始出现气血衰弱

35岁

开始衰老

更年期

42岁

即将进入更年期，出现皱纹和白发

闭经

49岁

闭经，身体状况开始不稳定

更年期后期

56岁

逐渐开始老年化

在关键节点开始抗老

女性每7年会迎来一个重要节点，在关键年龄需要注意养生。特别是28岁左右是抗老的关键。

中医学认为，女性身体各项功能在28岁达到顶峰之后会开始下滑，这与西医学研究的女性激素变化规律是一致的。过了35岁之后，皮肤的光泽会渐渐消失，出现皱纹。

除了关键节点的养生外，还要配合每天良好的日常生活习惯，根据自己的体质和身体问题，采取恰当的养生方法，循序渐进地进行抗老。

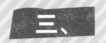

晨间养生

　　这里介绍一些从早上起床开始到中午这一时间段的养生法，帮助大家改善身体不适。通过按揉穴位和食用对身体有益的食材，给身体鼓足干劲儿，让自己能够度过元气满满的一天。

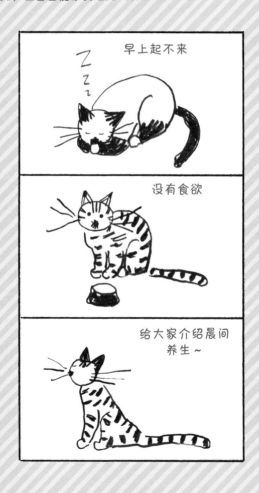

早上起不来

设有食欲

给大家介绍晨间养生~

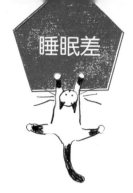

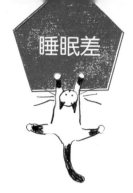

睡眠差

- 睡了还是困
- 起床困难

怎么睡都困，建议饭吃八分饱

晚上明明睡了很久但还是起床困难，怎么睡都还是觉得困，眼睛都睁不开，不自觉地就又睡着了，这些症状在中医学上属于"嗜睡"范畴。

嗜睡的主要原因是胃肠虚弱。暴饮暴食，喜欢吃重口味、油腻食物及甜食或冷食的人很容易出现嗜睡的症状。可以对照一下自己的饮食习惯是否是这样。

如果自己有上述饮食习惯，想要改善嗜睡症状，可以从恢复胃肠功能做起。这就需要调整自己的饮食习惯，注意饭吃八分饱，多吃温热食物。

推荐食物

白米饭、山芋及纳豆、豆腐等豆制品。早餐可以从吃面包调整为吃米饭，适量多吃米饭有助于恢复胃肠动力；也可以吃点小饭团，注意多咀嚼几次。

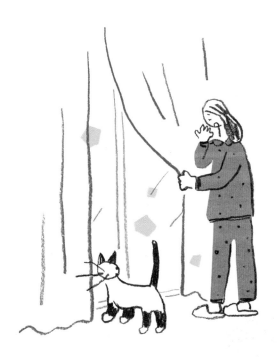

早睡，让身体恢复精神

想让身体充满活力，最重要的是保证睡眠。最好在23点前入睡。平时习惯晚睡的人，可以努力试试23点前就上床躺下，睡足6~8个小时。

小贴士

早上起床困难的人，即使再困，也要挣扎着起来把窗帘拉开，做做深呼吸。人体内是有生物钟的，迎接朝阳有助于调节人体内的生物钟。

 养生建议 从小事开始多夸夸自己。总而言之，多夸夸自己。

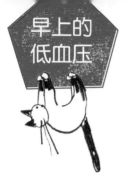

因为低血压而起床困难，平时要多注意休息

- 起床困难
- 早上没精神
- 早上开始身体就难受
- 发呆
- 其他

有很多人可能因为早上血压过低导致起床困难，而且感觉身体沉重、不舒服，没精神，爱发呆。

从中医学来看，这主要是因为身体的气血不足。此类人群平时就容易疲劳，容易出现眩晕、贫血的问题，指甲容易开裂，睡眠也较浅。

有此类问题的人，要控制使用电脑和手机的时长；尽量早睡，让身体获得充足的睡眠，以补充气血，防止身体能量的无谓消耗。

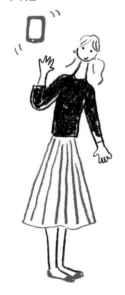

¶¶ 推荐食物

肉类、动物肝脏、米饭、土豆、南瓜、胡萝卜、菠菜、红枣、葡萄。

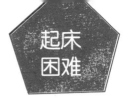

- 起不来床
- 不想起床

早上不想起床，可以喝点花茶

　　早上起不来床或不想起床与气滞有一定关系。实在起不来床时，可以在床上来回滚一滚，伸伸懒腰。

　　芳香类食物有助于缓解气滞。可以喝点带芳香气味的花草茶或加了柠檬的红茶，适量多喝点香气怡人的饮品。如果气滞不严重，很快就能看到效果。

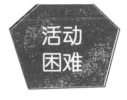

- 不想活动
- 身体活动困难，即使勉强动起来，也很缓慢、笨重

早上身体活动困难时，可以试着让身体暖起来

　　如果有气滞问题，早上即使起了床，身体也懒懒的，不想活动或是活动困难。

　　早上睡醒睁开眼之后，可以先做几个深呼吸，让体内的气动起来。与上面的建议一样，推荐喝一些带有芳香气味的饮品。此外，建议多喝点味噌汤或者鸡汤来暖暖身体，这有助于补充身体元气。不要喝酸奶、吃沙拉，尽量不要吃冷食。

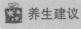 养生建议　　没精神的时候可以在穿戴上加一些红色的元素，有助于振奋精神，让身心更有活力。

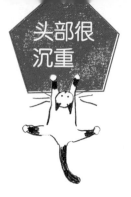

头部很沉重

- 头部沉重，不舒服
- 忧虑

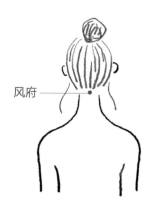

风府

🍴 **推荐食物**

适量多吃红色和黑色食物以补血。早上推荐吃海苔饭团、番茄或草莓等。

感觉头部很沉重时，推荐按揉风府穴

血虚体质的人，很容易早上起来之后感到头部沉重。当然，过度用脑也是原因之一。

常因为一些小事情苦恼、想太多的人，很容易感到头部沉重，最好的办法就是不要过度忧虑，不要想太多。这些都说起来简单，做起来很难。

这时可以试着对人倾诉或者通过文字记录将忧虑表达出来。倾诉或书写的过程，有助于自己从更加客观的视角来看问题，有助于缓解忧虑的心情。

也推荐大家以自己感觉舒适的力度按揉风府穴，这个穴位被称为"脑部入口"，可以很好地缓解头部不适。

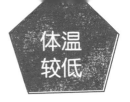

- 起床后体温回升慢
- 受不了冬天
- 受不了制冷空调

早上体温较低，可以多让后背晒晒太阳

有的人早上起床之后体温回升慢，这是因为身体的阳气不足，产热能力差，所以基础体温上升缓慢。这类人属于阳虚体质。

阳虚体质的人还受不了冬天和制冷空调。建议早上起来，打开窗帘，让后背晒5~10分钟的太阳，或者早起后泡个澡，让后颈多在热水中泡一会儿。

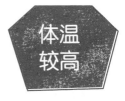

- 虽然没有发热，但自觉身体热

没发热但自觉身体热时，推荐喝一些蜂蜜豆奶

没有感冒发热，但是感觉身体热，这是"阴虚"的表现，说明身体的元气和滋润度不足。更年期前后容易出现这个问题。

推荐多吃白色食物，早上可以喝一些加蜂蜜的热豆奶或牛奶；要少吃辛辣或油腻的食物，少喝酒。

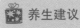 养生建议　*感受季节很重要。通过身体的五感去感知不同的季节特有的美景，有助于保持良好心情。*

早起心情不好

- 早上有起床气
- 迟迟提不起干劲儿
- 反应迟缓

缓解起床气，推荐按揉合谷穴

不是因为前一天发生了令自己讨厌的事情，不是因为跟家人发生了争吵，也没有什么特殊的原因，就是有起床气，早上不想跟人说话，也总是提不起干劲儿，还反应迟缓……这可能是因为身体醒了，但大脑还没有完全苏醒的不协调导致的。

推荐早上起床就按揉一下合谷穴。合谷穴位于大拇指和食指根部延长线的交会点。可以按照自己舒适的力度来进行按揉，使烦闷的心情得到有效缓解。

🍴 推荐食物

推荐早上吃一些酸味食物（比如酸梅子、果醋等）或喝一些甜饮（加了蜂蜜或红糖的红茶或咖啡）。

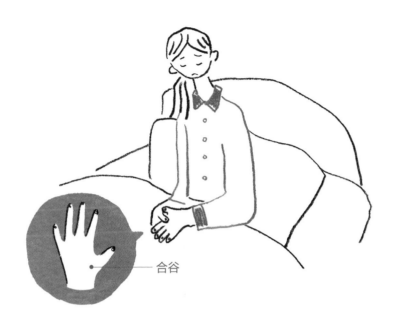

合谷

通过饮食缓解起床气

有起床气的人，如果存在肝功能较弱的问题，早餐推荐吃点酸味食物；如果存在胃肠功能较弱的问题，早餐推荐吃点甜食；如果难以辨明自己属于哪一类，可以按照自己的喜好进行选择。

 养生建议　早上困的时候，可以在喝咖啡时多闻闻咖啡的香味。喝点没有咖啡碱、有香气的饮品也可以。

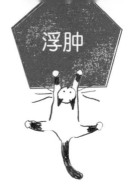

浮肿

- 早上起来身体就浮肿
- 脸浮肿得厉害

身体浮肿时，推荐按揉丰隆穴

丰隆穴又被称为"化痰奇穴"，能有效祛除身体多余的湿气（水分）和痰湿，对缓解身体浮肿非常有效。

丰隆穴在膝盖和脚踝的中间位置（正面观）。可以用手指以自觉舒适的力度进行按揉。

即使找不到精准的丰隆穴位置，来回揉搓大致区域也是有效的，还可以用热毛巾进行热敷。推荐在感觉身体沉重、怠懒的时候尝试。

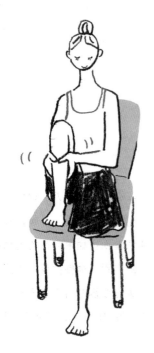

🍴 **推荐食物**

可以适量多吃一些有利尿作用的食物，比如牛油果、芹菜、黄瓜等做成的沙拉，或者喝一些豆芽煮的味噌汤。

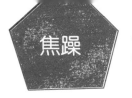

● 情绪有点焦躁，冷静不下来

早上有点焦躁，推荐早餐吃面包

　　早上起来感觉情绪焦躁的话，推荐吃一些纯小麦粉做的面包，有助于平复情绪。

　　中医学上，小麦味甘、性凉，有带走身体余热、安稳心神的作用，也可以改善血虚，让人保持情绪平稳，还可以改善胃肠功能，让身体充满能量。不要吃甜点类的面包，材料越简单、越质朴越好。

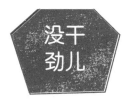

● 没什么精神

● 没干劲儿

● 疲劳得不到缓解

没干劲儿时，吃点米饭补充身体元气

　　米饭能够帮助调节胃肠功能，让身体充满元气。气的繁体字写作"氣"，以米字作底，由此也侧面佐证了米对补充身体元气的重要性。早上以米饭作为主食，能够助力大家开启元气满满的一天。

 养生建议　在阴雨天里，推荐多吃一点利尿的红豆，比如可以吃一些红豆做的简单点心哦！

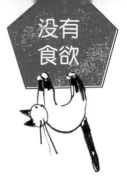

没有食欲

- 不想吃早餐
- 早上肚子不饿
- 早上就感觉胃很沉重

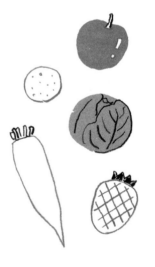

🍴 推荐食物

早餐以容易消化或促进食欲的食物为主，比如萝卜、山药、酸梅干等。

早上没有食欲，建议调整一下晚餐时间

如果早上觉得没有食欲，感觉胃很沉重，没有饥饿感，可以调整一下晚餐时间。

看看自己是不是因为工作太忙，把晚餐拖到了21点之后才吃；是不是吃完饭立刻就睡觉了。如果刚吃完晚餐就睡觉，不但吃下去的食物无法完全消化，而且消化不良影响了夜间睡眠，使身体无法全力进行自我修复和休眠；所以吃完饭至少要等3个小时再睡觉。

如果晚餐时间实在难以调整，可以在傍晚先简单吃个饭团，晚上回家之后喝点蔬菜汤或味噌汤，吃点简单易消化的食物。

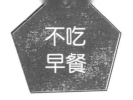

不吃早餐

- 早上没有时间吃早餐
- 没有吃早餐的习惯

不能不吃早餐，因胃肠需要唤醒

早上胃肠还处于休眠状态，需要吃点东西进行功能唤醒，但是不能吃过冷的食物。有很多人早上起床后喜欢喝冰水或冰果汁，并不推荐大家这样做。推荐大家喝温开水或温热的汤，暖暖胃肠。如果想吃冷的食物最好还是在中午以后再摄入。

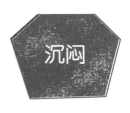

沉闷

- 爱发呆
- 身心都很沉重

沉闷的早晨不妨来一杯咖啡

热咖啡有助于身体暖起来。早上起床后如果感觉闷闷的，或者总不自觉地发呆，可以试着来杯热咖啡。对咖啡碱不耐受的人可以喝无咖啡碱的咖啡。

咖啡除了能让人清醒，还有放松身心和利尿的作用，也对集中注意力和提高工作干劲儿很有效果。

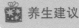 养生建议　早上如果觉得比较沉闷，可以给自己几分钟去沐浴阳光，这能让心情变好哦！

符合子午流注规律的生活方式

中国最早的医书《黄帝内经》中就有了对子午流注的记载。子午是时间刻度，与十二时辰相对应（一天24个小时，共分为12个时辰，每2个小时为1个时辰），流注是指身体内十二脏腑的气血流动，不同器官活动旺盛的时间段有所不同。子午流注展示的是一天24个小时内脏和气血的活动规律。

请看下一页的子午流注图。外环的数字表示的是时间，内侧是相应时间段内较为活跃的内脏器官。

举个例子，7~9点是胃部较为活跃的时间段，血液集中到胃部助力消化。推荐大家在这个时间段吃早餐。如果不吃早餐，胃容易出问题，产生胃病。

大家可以将自己每天的生活习惯与子午流注规律进行对照。不要求完全按照子午流注规律来生活，但是希望大家尽量贴近，更有助于养生。

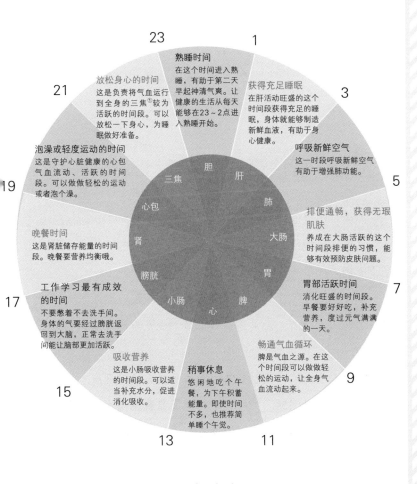

23

熟睡时间
在这个时间进入熟
睡，有助于第二天
早起神清气爽。让
健康的生活从每天
能够在23～2点进
入熟睡开始。

1

获得充足睡眠
在肝活动旺盛的这个
时间段获得充足的睡
眠，身体就能够制造
新鲜血液，有助于身
心健康。

3

放松身心的时间
这是负责将气血运行
到全身的三焦①较为
活跃的时间段。可以
放松一下身心，为睡
眠做好准备。

21

呼吸新鲜空气
这一时段呼吸新鲜空气
有助于增强肺功能。

5

泡澡或轻度运动的时间
这是守护心脏健康的心包
气血流动、活跃的时间
段。可以做做轻松的运动
或者泡个澡。

19

**排便通畅，获得无瑕
肌肤**
养成在大肠活跃的这个
时间段排便的习惯，能
够有效预防皮肤问题。

晚餐时间
这是肾脏储存能量的时间
段。晚餐要营养均衡哦。

胃部活跃时间
消化旺盛的时间段。
早餐要好好吃，补充
营养，度过元气满满
的一天。

7

**工作学习最有成效
的时间**
不要憋着不去洗手间。
身体的气要经过膀胱返
回到大脑，正常去洗手
间能让脑部更加活跃。

17

畅通气血循环
脾是气血之源。在这
个时间段可以做做轻
松的运动，让全身气
血流动起来。

9

吸收营养
这是小肠吸收营养
的时间段。可以适
当补充水分，促进
消化吸收。

稍事休息
悠闲地吃个午
餐，为下午积蓄
能量。即使时间
不多，也推荐简
单睡个午觉。

15

13

11

三焦　胆　肝

心包　　　肺

肾　　　大肠

膀胱　　　胃

小肠　　脾

心

子午流注图

————————

① 三焦，为六腑之一，是上焦、中焦、下焦的合称。

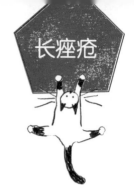

长痤疮

● 成年人脸上长痤疮

长痤疮，要注意饮食习惯

如果长了痤疮，要观察痤疮的颜色。

如果痤疮偏红，或许是饮食习惯不良造成的，饮食中要注意不能摄入过多的油腻、甘甜、口味重的食物。

如果痤疮不仅泛红，而且摸起来还比较热，可以考虑是否是压力过大造成的。要注意自我调节，少吃辛辣或调味料过多的食物。

如果痤疮偏紫，说明身体可能有瘀血。可以观察一下皮肤是不是也有干燥问题。如果有，可能是血液流动不畅，皮肤的新陈代谢受到阻碍引起的。推荐吃点青背鱼和洋葱，做做能让身体放松的运动。

🍴 推荐食物

早上不要吃酸奶或奶昔等冰凉的食物。推荐喝粥或者喝南瓜、洋葱、胡萝卜等食材煮成的味噌汤。

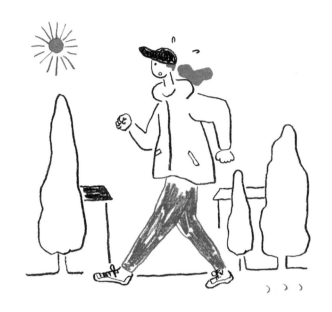

痤疮呈黄色的人

如果痤疮颜色偏黄，可能是体内痰湿过多，是因为身体内积攒了多余的水分和废物。推荐多吃点牛蒡等含纤维素较多的食物，以及豆芽、牛油果等有利尿作用的食物。

小贴士

适当多走路。痤疮呈黄色的人，走路有助于出汗，以帮助多余的水分和废物排出；痤疮呈红色的人，走路有助于释放压力；痤疮呈紫色的人，走路可以促进皮肤的新陈代谢。

 养生建议 无花果纤维素含量高，有助于缓解便秘，也被称为"长生不老果"。

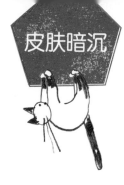

皮肤暗沉

- 皮肤暗沉
- 指甲易裂
- 皮肤干燥
- 其他

早上皮肤暗沉，推荐按压血海穴

　　早上照镜子感觉皮肤暗沉，推荐按压血海穴。血海的血是血液、血流的意思，海是指血大量聚集的部位，所以顾名思义，血海穴是与血液问题密切相关的穴位，位于膝盖内侧向上3指处。建议坐在椅子上，在放松状态下，边呼气边按压。

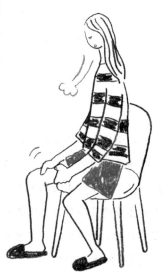

　　皮肤暗沉主要是因为血虚，通常伴有贫血、眩晕、指甲易裂、皮肤干燥及小腿抽筋等问题。

　　血虚的人不能轻易减肥，还要注意不能过度用眼，要保证充足睡眠，最好能够养成运动习惯。

🍴 **推荐食物**

可多食番茄、胡萝卜等红色食物，黑豆、黑芝麻等黑色食物；动物肝脏、菠菜等含铁量较高，可以均衡搭配进行食用。

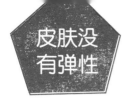

皮肤没有弹性

- 皮肤松弛　　● 气色不好
- 皱纹

皮肤没有弹性的时候要早睡早起

体内寒湿阻滞会反映在皮肤上，皮肤会变得松弛、易长皱纹、气色差，还常伴有易感冒、食欲下降等问题。这时候最好的办法就是早睡早起，让身体得到充分休息。

皮肤没有光泽

- 皮肤没有光泽　　　● 皮肤干燥
- 面色不好

想要皮肤红润有光泽，就得改善睡眠质量

如果身体血虚，就容易使皮肤没有光泽、干燥，面色不好。这时，可以多食用一些红色和黑色食物。

此外，早睡早起是非常必要的，睡眠的质量也至关重要。除了保证睡眠时长之外，还要给自己营造一个舒适的睡眠环境以改善睡眠质量，睡前不要玩手机。

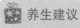 **养生建议** 皮肤暗沉或有黑眼圈时，推荐食用黑木耳，黑木耳有补血、补肾的作用。如果想保持年轻状态，也推荐多吃黑木耳哦！

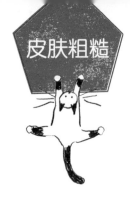

皮肤粗糙

- 面色很差
- 嘴唇发紫
- 有黑眼圈

如果皮肤粗糙，推荐适当多吃青背鱼

血液黏稠的人多为瘀血体质，容易出现皮肤粗糙的问题，还常嘴唇发紫、有黑眼圈，看起来面色很差。这时需要想办法让血液循环畅通起来。

沙丁鱼、竹荚鱼等青背鱼有促进血液循环的作用，可以适当多吃。

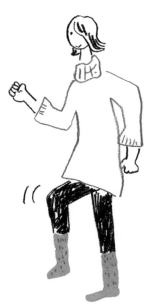

瘀血体质的人，如果长时间保持同一姿势，会使得血液循环更加不畅。建议在工作间隙多动一动，原地踏踏步也行。此外，还要注意保暖，温度低的时候不要穿短裙；夏天开空调的时候，最好穿上厚一点的袜子。

另外，早睡早起也很重要哦！

🍴 推荐食物

推荐食用能够使身体暖起来的大蒜、生姜、韭菜等。推荐喝温热的生姜红茶。

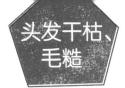

- 头发干枯
- 头发毛糙
- 脱发严重

头发干枯、毛糙时，要保证睡眠充足

发为血之余，如果血液健康、充足，循环通畅，头发就会强韧、有光泽。

睡眠不足，新生血液量就会减少，头发就会干枯、毛糙、易脱落。晚上不要沉迷于玩电子产品，要养成早睡早起的好习惯。黑芝麻等食物对此能起到缓解作用。

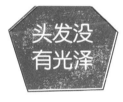

- 头发毫无光泽
- 头发分叉严重

黑芝麻、核桃、松子仁可以恢复头发光泽

想要缓解头发暗淡无光、分叉严重等问题，这里有个食谱推荐给大家。

黑芝麻、核桃、松子仁按照2∶2∶1的比例，用磨粉机细细粉碎，根据自身喜好加入适量蜂蜜，每天早上冲泡一杯来喝，头发就会重新焕发光泽。一次性可以做4~5天的量，放到冰箱里冷藏保存。

 养生建议　在紧张繁忙的日常生活中，可以养一些观赏性绿叶植物，或者在日常着装中增加一点绿色元素，给自己一些新鲜感。

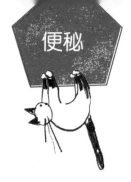

便秘

- 颗粒状大便
- 有便不尽感
- 便秘

大便呈颗粒状，建议多吃火龙果

便秘问题与自主神经有关，所以建议大家早上不要赖床，早睡早起。根据发生原因，便秘主要有以下3种类型。

❶ 体内余热过多的人，大便易呈颗粒状。建议早上吃点能够带走身体余热、有助于防止大便干燥的食物，比如火龙果、黄瓜沙拉等。

❷ 女性和老年人由于血液或水分不足，容易产生此类问题。建议根据自己体质适量多吃可以补血的红色或黑色食物。

❸ 压力大、易疲劳的人容易出现便秘。阳虚型体质的人容易出现此类问题，多由于体内气不足，没有力气排便导致。建议多注意保暖。

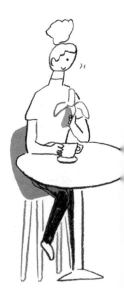

🍴 推荐食物

类型1：推荐摄入能带走身体热量的食物，如茄子、生菜、魔芋、柿子。
类型2：推荐食用能补血的红色、黑色的食物以及蜂蜜、无花果。
类型3：推荐摄入能够暖身的食物，如生姜或坚果。

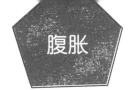

腹胀

- 腹胀感
- 爱打嗝
- 便秘

如果早上常感觉腹胀的话，可以试着大声唱歌

腹胀、有便意但无法排便、爱打嗝的人，可能是因为压力过大，身体处于气滞状态引起，最简单的缓解方法就是释放压力。

推荐大家通过大喊、大声歌唱、大声讲话、想哭就哭、轻度运动出汗等方式释放压力。

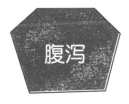

腹泻

- 腹泻
- 软便

如果早上经常腹泻或排软便，推荐拉伸侧腹部

早上经常腹泻或排软便可能是压力过大引发的肝功能下降导致的。

可以试着将手臂举过头顶，双手交握，左右弯曲身体，拉伸侧腹部。侧腹部有很多对腹泻起效的穴位，通过拉伸可以达到刺激效果。

推荐早餐吃点酸梅干，激发一下肝气。

 养生建议 感到焦躁的时候，可以在着装上加入一些彩色元素，让自己心情舒畅，更加积极、有动力。

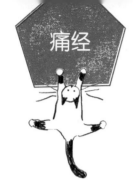

痛经

- 腹痛
- 腰部酸沉
- 其他

严重痛经，推荐晨间瑜伽

月经来潮的1~3天出现腹部剧烈疼痛、腰部酸沉，主要是因为气滞血瘀导致身体内的气血流通不畅。

经期可能还会感到焦躁或腹部发胀。此类人群中，很多人在平时就会有头痛、肩颈酸痛等问题。推荐养成做晨间瑜伽的习惯，让身体内的气血通畅起来。另外，压力过大会加重痛经，要注意不要积累太多压力。

月经第3天之后腹部仍然有刺痛感的人，可能是因为身体内的气血不足，气血两虚。此类人群平时容易疲劳，建议早餐要吃好，给自己补充元气。

整个月经周期的养生请参考下一页内容。

♈️ 推荐食物

早上不要喝酸奶或奶昔等冰凉的食物。推荐喝粥或者喝南瓜、洋葱、胡萝卜等食材煮成的味噌汤。

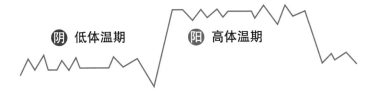

月经周期

阴 低体温期　　阳 高体温期

让身体得到充分的休养	身体有活力	身体充满活力	身体很有活力，但在黄体后期要注意休息	让身体得到充分的休养
月经期	**卵泡期**	**排卵期**	**黄体期**	**下一轮月经期**
注意保暖，不要着凉，晚上早点休息	期间，身体会分泌大量有益于女性的激素，身心处于绝佳状态。推荐吃红色食物补血或黑色食物滋阴	气血畅通对顺利排卵很重要，气滞的人建议多吃一点有香味的食材	期间，体温升高，受激素影响，身心状态容易出现波动。可能会出现便秘、头痛、水肿、情绪化等问题，要注意补充营养	同上一轮月经期

给气血两虚的人的建议

建议多吃红色或黑色食物。推荐红糖生姜汤。在锅中加入20克红糖、15克切薄片的生姜，倒入450毫升水煮至沸腾。喝下去身体就会暖起来。

小贴士

气血两虚的人在日常生活中可以把蜂蜜、白砂糖都换成红糖，或者根据自身情况适量吃鸡肉、鸡蛋等蛋白质含量高的食物。

 养生建议　在月经期间，女性会气血不足，容易情绪低落。建议晚上早点睡，有益于补气血。

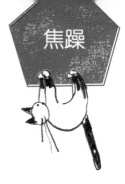

焦躁

- 没来由的焦躁
- 由于时间紧张而感到焦躁
- 因为孩子或者丈夫而感到焦躁

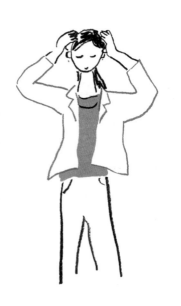

焦躁时可以给自己做个头皮按摩

不知道大家是否有过早上感到没来由的焦躁，或者因为孩子或丈夫而感到焦躁的情况。

推荐以舒适的力道做头皮按摩，让自己逐渐放松下来，使心中涌起的怒火逐渐消散。如果不想用手指把发型弄乱，可以用梳子来刺激头皮，也能达到畅通气血的作用。

另外，推荐按压太冲穴。太冲穴位于大脚趾和第二趾的延长线交会点前方的凹陷处。可以用自己觉得舒适的力道进行按压。

🍴 推荐食物

推荐摄入有清新香气的食物。比如在酸奶或薄荷茶中加入柑橘类水果肉，时间不充裕的话，也可以嚼点薄荷口香糖。

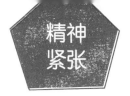

精神 紧张

- 有紧张感
- 身体强直
- 冷静不下来

精神紧张的时候推荐按压劳宫穴

在会议或考试前，如果从早上开始就精神紧张、难以冷静，感觉身体强直，可以按压劳宫穴进行缓解。

劳宫穴位于手心，食指和中指延长线的交会点前方凹陷处，其偏向中指。可以用穴位按摩棒或者手指按压穴位或搓揉穴位周围。

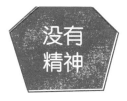

没有 精神

- 早上开始就没有精神
- 希望能够活力四射一整天

能够让人一天都精神满满的涌泉穴

如果早上起来没有精神，一梳理一天的安排就觉得消沉，这时涌泉穴就能派上用场，消除疲劳，恢复活力。

涌泉穴位于足底，脚趾蜷曲之后脚掌凹陷处。可以用手指按压，或者将高尔夫球踩在脚下，来回滚动，以刺激穴位附近。

 养生建议　感觉压力积攒的时候，可以深深吸气再缓慢呼气，能够舒缓身心。

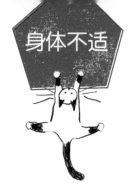

- 隐隐约约的身体不适
- 换季身体不适

没有生病却感到身体不适时，晒晒太阳、做做深呼吸吧

没有生病但总感觉身体不适，或者换季时总感到身体不适的人，可能是卫气不足。卫气不足时，身体的抵抗力下降，容易受到外界的影响而出现身体不适。

容易咳嗽、鼻子痒，换季容易感冒、多汗、疲劳……如果对照发现自己有以上问题的话，可能就需要补足卫气了。

可以通过增强肺和胃肠功能来补足卫气。早上起床后，打开窗户晒晒太阳，进行深呼吸，将新鲜空气送入肺中。如果有条件的话，可以每天早上到自然环境中散散步，做做深呼吸。

🍴 推荐食物

适量多吃自带甜味的黄色食物。适量多吃白米饭、红薯、土豆、南瓜、玉米等。

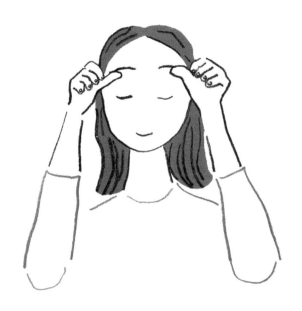

晨间养生

如果早上感到头部沉闷，可以从眉心沿着眉毛向眉尾按压，也可以向上推着按。如果头部和眼睛舒服了，隐隐约约的身体不适也能得到一定程度的改善。

 养生建议 拥有独处的时间非常重要，有助于排解压力，让自己处理人际关系时更加得心应手。

合理摄入食物有助于改善身体不适

如果感到身体不适了，不妨重新审视一下自己的饮食习惯。

很久以前，中国就有"药食同源"的说法，这充分说明了饮食的重要性。合理摄入的食物会塑造我们的身体，也能帮助养生。药食同源的概念中，对应人的五脏将食物分了五味、五性，五脏各有其对应的味和性。感到身体不适时，通过合理摄入与症状相关的五脏所对应的食物，可以缓解不适。

根据五味、五性来合理选择食物做料理，就是大家在家可以做出的简单药膳，长期食用，有助于改善身体功能，希望大家尝试一下。

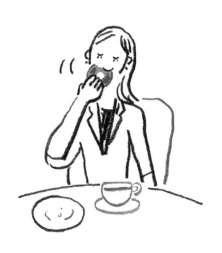

（ 食物的五味 ）

中医学认为，五味与五脏密切相关。这里向大家介绍五味的作用和对应食物。

五味	作用	对应食物
咸味	·软化坚硬肿块 ·促进排泄 ·改善肥胖	虾、蟹、贝类、海藻类、盐、酱油等
辛味	·促进汗液分泌，促进血液流动 ·促进体内气血循环 ·缓解风寒感冒、体寒	韭菜、葱、生姜、蒜、胡椒、辣椒等
甘味	·缓解精神紧张 ·滋养身体，增强体力 ·缓解疲劳和胃肠虚弱等	带壳坚果、薯类、蜂蜜、白砂糖等
苦味	·帮助身体排出多余水分和废物 ·清热、降火 ·缓解发热、炎症和便秘	苦瓜、芦荟、茗荷（阳荷）、绿茶等
酸味	·收敛、固涩，缓解遗尿、尿频 ·缓解盗汗、腹泻等	酸梅子、石榴、杏、蓝莓、醋等

（ 食物的五性 ）

食物有五性，热性、温性，凉性、寒性，以及平性。

五性	作用	对应食物
寒性	具有显著清热、降火的效果	黄瓜、苦瓜、茗荷（阳荷）、豆芽、柿子、西瓜、香蕉等
凉性	能够起到一定清热、降火的效果	茄子、生菜、芹菜、萝卜、冬瓜、梨、枇杷等
平性	不具有热、寒性，性质平和，食用时无须顾及季节	鸡蛋、大豆、卷心菜、玉米、薯类、蜂蜜等
温性	对暖身有一定效果	鸡肉、青背鱼、南瓜、生姜等
热性	具有强力暖身效果	羊肉、花椒、辣椒、胡椒等

(五行色体表)

五行	中国古代认为世界是由"木、火、土、金、水"5种元素构成，同一元素中的各类物质，相互密切关联
五脏	自然界的五行之说运用到人体构成上得出的概念。中医学所说的五脏，比西医的各脏器含义更广，不仅指身体的脏器，也指相对应的人类生命活动所必需的功能
五腑	五腑是指与饮食的消化吸收、营养运输、废物排泄相关的脏器（如果将三焦包含进去，就是六腑）
五官	与五感相关的器官。如果五官出现问题，可能对五脏也会造成影响
五主	主是掌控的意思。五主即肝主筋、心主脉、肺主皮、脾主肉、肾主骨，如果五脏出现问题，也会在相应所主的组织出现症状
五华	观察这些部位就能够了解到五脏的健康状态。可以时常关注下五华的颜色和光泽度
五神	五行学说中认为身体和心灵是相连通的。五神是指魂、神、意、魄、志，魂是心理活动，神是人的精神、心灵，意是思考，魄是人的感觉和本能活动，志是记忆力和思考
五恶	对身体造成恶劣影响的因素，比如风邪、湿邪等。受五恶影响，各脏腑可能出现功能衰弱
五季	一年分为五个季节，"长夏"即闷热潮湿的夏秋之交，单列其中
五志	当人的感情、情绪发生变化，不良情绪长期积攒，就容易对五脏功能造成影响
五色	根据皮肤颜色和面色，可以判断五脏具体哪个部位出现了病变
五味	食物的五种分类。如果对某种味道比较有食欲，可以对照脏器关联表，参考相关内容进行养生

中医学将事物根据属性分了五行。大家可以根据自己感到不适的部位，找到一些改善的要点。

五行		木	火	土	金	水
身体中与五行相关的部位	五脏	肝	心	脾	肺	肾
	五腑	胆	小肠	胃	大肠	膀胱
	五官	眼	舌	口	鼻	耳
	五主	筋	脉	肉	皮	骨
	五华	指甲	脸	嘴唇	体毛	头发
	五神	魂	神	意	魄	志
五脏病变原因	五恶	风	热	湿	寒	燥
	五季	春	夏	长夏	秋	冬
五脏病变时的表现	五志	怒	喜	思	悲	恐
	五色	青	赤	黄	白	黑
	五味	酸	苦	甘	辛	咸

（ 食物的五色 ）

本书的养生建议中推荐大家根据不同体质、不同症状或表现等吃不同颜色的食物。下面有各色食物的对应表，希望能给大家一些参考。

绿色食物

卷心菜、生菜、小松菜、菠菜、芹菜、芦笋、青椒、韭菜、苦瓜、西兰花、猕猴桃、绿茶等。

清肝

红色食物

瘦猪肉、肝、虾、章鱼、金枪鱼、胡萝卜、番茄、红豆、枸杞、红枣、草莓等。

强心

黄色食物

鸡蛋、南瓜、土豆、红薯、大豆、味噌、油豆皮、玉米、笋、栗子、橘子、香蕉等。

健脾

白色食物

白肉鱼、白菜、萝卜、芜菁、洋葱、藕、百合根、大米、豆腐、银耳、苹果、梨等。

润肺

黑色食物

菌类、蛤蜊、海苔、海菜、海带、黑米、黑豆、魔芋、黑芝麻、黑木耳等。

补肾

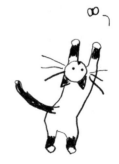

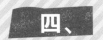

四、

午间养生

　　已经感觉很疲劳了，然而抬头看眼时间，发现才中午而已，顿时感觉没有力气撑到晚上。如果有上述经历，接下来将介绍的午间养生法或许会对你有所帮助。养生法包括如何吃好午餐，下午应该如何度过，以及按揉让人重新元气满满的穴位等，一起来看看吧。

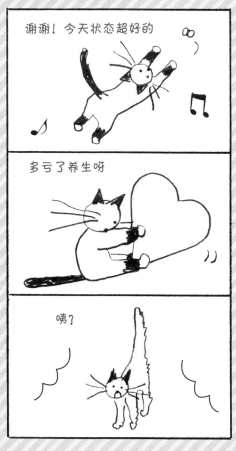

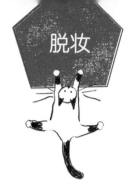

脱妆

- 脸泛油光　　● 毛孔明显
- 脱妆　　　　● 其他

皮脂过度分泌时，多吃助消化的食物

　　皮脂的过度分泌是造成脱妆的主要原因之一。如果喜好吃油腻、重口味、甜味食物，或有过度饮酒、暴饮暴食等问题，食物无法正常被消化，会残存在体内，身体就容易产生较多废物。这些沉淀下的废物在中医学上叫作"痰湿"，会导致脸上分泌过多皮脂，使脸泛油光或毛孔明显；有时还会造成口臭，或者放屁、排大便臭等问题。

　　这时候就建议多吃粗粮，吃饭时多咀嚼；多吃一些助消化的食物，如酸梅干等。

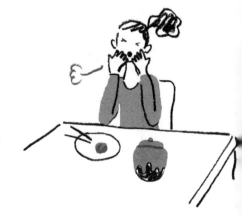

🍴 推荐食物

萝卜泥、卷心菜、菠萝、苹果等有助于消化的食物。如果不小心吃多了，下一顿饭可以喝点粥来调节一下。

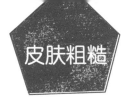

- 容易生病
- 皮肤粗糙

皮肤粗糙，要着力增强身体抵抗力

因为外在原因导致身体容易生病或皮肤粗糙的人，表明其身体抵抗力弱。中医学上把人的身体抵抗力叫作"卫气"，卫气是身体力量和能量的来源之一。日常要保证充足睡眠和平和心境，这样有助于增强卫气。

- 呼吸浅
- 呼吸困难

可以通过刺激穴位改善戴口罩引起的呼吸困难

人佩戴口罩时，吸进去的气体二氧化碳浓度升高，易出现呼吸变浅甚至呼吸困难的现象。

此时，适度按压胸口处的膻中穴，有助于打开胸腔，让呼吸变得顺畅些。伸懒腰也有一定作用，但有机会最好还是要多呼吸新鲜空气。

 养生建议 　桃子甘甜、清香，吃了能够让人心情舒畅。

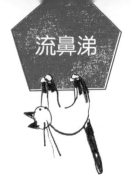

流鼻涕

- 流鼻涕
- 鼻塞

鼻翼两侧的穴位对缓解花粉症及感冒导致的流鼻涕很有效果

花粉症、感冒等导致的流鼻涕或鼻塞，按压鼻翼两侧的迎香穴和鼻翼两侧稍微偏上的上迎香穴能够起到缓解作用。如果找不到准确位置，可以用食指上、下轻搓鼻翼两侧，也可以用热毛巾进行热敷。

另外，身体受寒也是流鼻涕或鼻塞的主要原因，通过饮食让身体暖起来也是缓解的有效方法。如果鼻涕呈黄色，那么可能是身体积累了过多的热，此时要吃一些清热的食物。

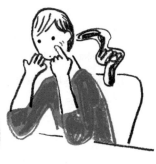

🍴 推荐食物

身体受寒时，推荐吃生姜、葱、紫苏等暖身的食物。身体内有余热的时候，推荐吃黄瓜、牛蒡、薄荷等清热的食物。

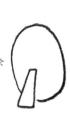

眼睛充血

- 焦躁
- 压力过大
- 眼睛充血
- 脸颊泛红

焦躁导致眼睛充血时，应吃些清肝火的食物

当人因为压力过大而倍感焦躁时，肝火就旺盛，并会从下向上传导，使人眼睛充血或脸颊泛红。

喝鱼腥草茶、薄荷茶，吃薄荷糖等都有助于清肝火。

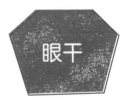

眼干

- 眼干
- 忧思过重

眼干时建议多吃红色或黑色食物

中医学认为，忧思过重的人，肝血消耗较多，易出现肝血不足。当肝血不足时，眼睛会出现各种不适，比如眼干。

这时候推荐多吃一些番茄、葡萄、莓果、红枣、枸杞等红色食物或黑芝麻、黑豆、黑木耳、海藻等黑色食物来补充肝血。

 养生建议　身心是一体的，要保持心情愉快哟！

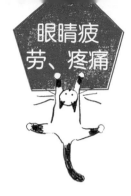

眼睛疲劳、疼痛

- 眼睛疲劳
- 眼睛疼痛
- 胸口、侧腹胀痛
- 腹胀
- 其他

眼睛疲劳、疼痛时，可以擦揉侧腹，促进体内气的流动

气滞很容易导致眼睛疲劳、疼痛。如果人体内在的气不流动，就会出现腹胀，胸口或侧腹胀痛，眼压升高、眼睛疼痛等问题。

薄荷类、柑橘类等具有较强香气的食物有助于缓解眼睛疲劳、疼痛。

调节体内气流动的肝脏经络多集中在侧腹部，用手上下擦揉侧腹部有助于促进气的流动。此外，按揉大腿、小腿肚或脚底，对下半身施加刺激，有助于消散向上游走的气，也可以缓解气滞。

🍴 推荐食物

建议吃薄荷、三叶草、紫苏等有怡人香气的食物，喝小雏菊、薄荷、茉莉花等茶，也可以在红茶中加入一些柠檬片。

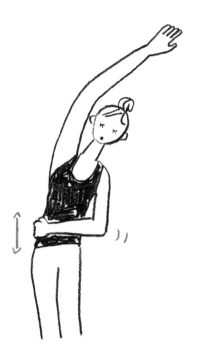

抖腿有助于促进气流动

虽然抖腿在部分场合不太礼貌，但是摇晃身体有助于身体内气的流动。如果在公司工作时感到眼睛疼痛，可以伸伸懒腰，拉伸一下侧腹部，或者抖抖腿，让身体稍微动一动。

养生建议　晚餐要不要来个鸡肉养生套餐？眼睛疲劳的人可以吃点鸡肝，情绪焦虑、睡眠不好的人可以吃点鸡心。

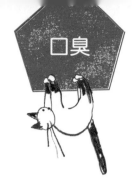

口臭

食用夏季当季蔬菜，清胃热，让口气清新

- 胃热
- 消化不良
- 压力大

口臭主要是胃中阳热偏亢即胃热导致的。胃热主要是因为过度摄入了油腻食物、甜食、重口味食物。

如果胃肠中的食物得不到充分消化，放屁和排大便都会很臭，也会引起口臭。

当出现胃热时，要注意多吃粗粮。苦瓜、黄瓜、番茄等夏季的当季蔬菜也有清胃热的效果。消化不良时，可以吃一些萝卜、菠萝等助消化的食物。

此外，压力大也是导致口臭的原因之一，可以喝点花茶来放松身心。绿茶和乌龙茶也可以。

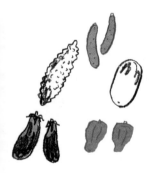

🍴 推荐食物

苦瓜、黄瓜、茄子、生菜、番茄、芹菜等夏季当季蔬菜；萝卜、菠萝；绿茶、乌龙茶。

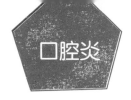

● 胃肠功能弱

● 消化不良

患口腔炎时，要吃易消化食物

口腔炎反反复复的人很多都有胃肠功能较弱、消化不良的问题。

患口腔炎时，切忌暴饮暴食，可多吃点含消化酶的食物来促进消化。此外，晚餐如果吃得太晚，会导致睡前无法完全消化。如果要晚上9点之后才能吃晚餐，建议尽量选择蔬菜汤、粥等易消化的食物。

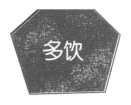

● 频繁口渴　　　● 饮水量过多

● 胃肠功能弱　　● 消化不良

多饮会与口渴形成恶性循环

频繁口渴（糖尿病等引起的病理性口渴除外）主要是胃肠功能弱引发的消化不良导致的。频繁口渴易引起喝水量超出正常饮水量范围，即多饮。

口渴的时候可以喝水，但由于胃肠功能已经减弱，如果饮水过多，就会加重胃肠负担，会导致胃肠功能进一步衰弱。同时，冷的饮品也会让胃肠消化吸收功能更差。因此，口渴的时候最好适量喝一点温白开水。

 养生建议　如果夏天出现频繁口渴、面部充血等情况，可以吃些西瓜，既能够给身体一些滋润，又可以清体内的余热。

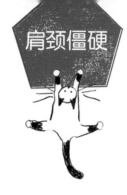

肩颈僵硬

- 脖子疼
- 脖子胀痛
- 肩膀胀痛
- 后背疼

根据肩颈僵硬的具体表现，可以热敷或在饮食上下功夫

肩颈僵硬的主要原因是气滞导致的气血流动不畅，此外，保持同一姿势久坐不动、过度使用眼睛、压力过大或者激素失衡等也会导致相关问题，如脖子疼、脖子胀痛、肩膀胀痛、后背疼等。

肩颈僵硬可以通过按摩等施加外在刺激，加强气血流动进行缓解。也可以通过戴丝巾或者穿针织小外套给肩颈保暖来缓解。

老是肩颈僵硬的人很多属于痰湿体质，体内气血循环不畅，这就需要从身体内痰湿着手来改善，如多吃一些富含膳食纤维或有利尿作用的食物，让身体能将过多的痰湿排出去。

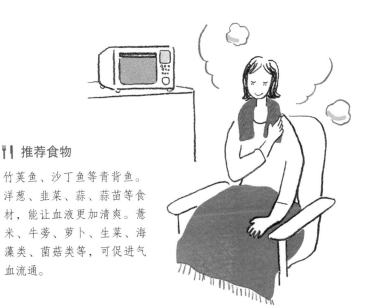

🍴 推荐食物

竹荚鱼、沙丁鱼等青背鱼。洋葱、韭菜、蒜、蒜苗等食材，能让血液更加清爽。薏米、牛蒡、萝卜、生菜、海藻类、菌菇类等，可促进气血流通。

急性肩颈僵硬

冬天的寒冷或者夏天的制冷空调可能会导致风寒邪气入体，导致急性肩颈僵硬。这时可以在风门穴上贴个"暖宝宝"进行热敷。

小贴士

肩膀正中间的肩井穴对改善肩颈僵硬效果很好。可以用一侧手去按揉另一侧肩部的肩井穴，大概30分钟1次。肩膀上下耸动也有放松效果。

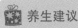 **养生建议** 想放松一下的时候不妨来一杯红茶。心情很焦躁的时候可以喝点柠檬茶。

73

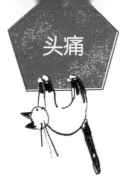

头痛

- 头部沉重
- 面色不好
- 手脚发麻
- 贫血

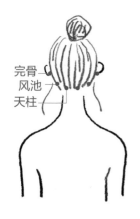

完骨
风池
天柱

要区分头痛的种类

头痛有很多种。跳动式的剧烈头痛可能是血液流通不畅或者压力过大导致的，头部沉重、面色不好、手脚发麻也是此类原因。工作太累的人很容易出现这种不适。日常生活中可以根据自己的身体状况适当多走走楼梯，让身体动起来；可以培养一些能让自己活动起来的兴趣，缓解一下压力。

头部刺痛主要是气血不足导致的，多伴有贫血、头晕、心悸、呼吸短促、记忆力下降等问题。可以适量多吃一点山药和肉类来养气、红色和黑色食物来补血。

左侧图中是可以缓解头痛的穴位，供大家参考。

❙❙ 推荐食物

养气，推荐吃山药、鸡肉、猪肉、豆类、南瓜等。补血，推荐吃红枣、苹果等红色食物或黑豆、海藻等黑色食物。

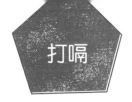

- 打嗝
- 想吐
- 咳嗽

通过闻香气缓解打嗝

打嗝是一种膈肌痉挛收缩的现象，中医学认为这主要是压力引发的气机不调导致的。特别是其中被称为气逆的一类，即理应下行的气返了上来，造成频繁打嗝、想吐或咳嗽。

可以闻一下香气清新的薄荷等，或通过瑜伽动作或拉伸来放松身体，改善紧张状态，以缓解打嗝。

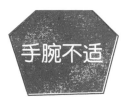

- 手腕疲劳
- 手腕无力
- 手腕疼

通过按揉手腕穴位来缓解手腕的不适

在办公室长时间使用鼠标或者使用手机，会给手腕造成意想不到的负担。

手腕疲劳、无力、疼时，可以按揉阳池穴等手腕部位的穴位进行缓解。用一侧手带着另一侧手腕来回转动也有一定作用。力道控制在自己舒适的范围内即可。

 养生建议　中医学很看重"中庸"。"中庸"就是无过无不及的意思，即不管做什么事情都不要过度勉强。

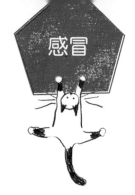

感冒

- 身体发冷
- 高热
- 喉咙干渴
- 咳嗽

感冒主要分为两类，各有应对方法

感冒主要分为风寒感冒和风热感冒两大类。

如果感到身上一阵阵发冷就是风寒感冒。风寒感冒经常会伴有咳嗽、头疼、关节疼、肩膀僵硬、流清鼻涕等症状，发热较轻，毛孔因为受寒收缩，不怎么出汗。这时应对的重点是让身体暖起来，通过毛孔将寒气排出去。推荐泡个澡或者喝点蔬菜汤来暖暖身体，出出汗。

如果出现高热、喉咙干渴、咳嗽，鼻涕呈黄色黏稠状，就是风热感冒。患风热感冒，人会大量出汗，这时要注意补充水分，摄入一些清热食物，以帮助身体清热。

🍴 推荐食物

风寒感冒：葱、生姜、蒜、韭菜、葛根汤、蛋酒等。
风热感冒：萝卜、牛蒡、生菜、梨、柿子、柚子、苹果、绿茶、菊花、薄荷等。

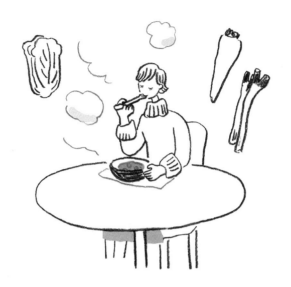

秋冬季节，干燥引发的感冒增多

秋冬季节流行的感冒，不太容易导致高热，但容易导致干咳或有黏性痰，患哮喘的人很容易患此类感冒。建议使用加湿器来保持呼吸道湿润，吃一些梨、豆腐、百合根、银耳、薤头、萝卜、白菜等白色食物。

 养生建议　中医学中有观点认为，满月的时候人体内气血充盈，外邪很难入体，所以满月的日子可以轻松愉快地度过。

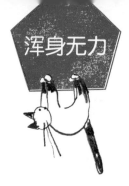

浑身无力

- 没有干劲儿　● 身体沉重
- 有眩晕感

感觉浑身无力时，应该调整日常生活习惯

浑身无力一般分为两种，一种是气虚导致的，即身体内元气不足；另一种是痰湿导致的，即身体内有多余废物积累。

气虚导致的浑身无力，主要是因为饮食少，体内能量不足，人就容易疲劳，还会有眩晕感。建议此类人群日常生活中不要过于勉强自己，尽量早点睡觉，保证充足的休息时间，适量多摄入补气的食物。

如果充分休息、调整饮食也无法缓解，而且感觉身体沉重，那么这类浑身无力很可能就是痰湿导致的。此类人群一般头发容易贴头皮，容易水肿。建议休息日也坚持做轻度运动，泡泡半身浴，让身体出汗，这样身体会轻松很多。

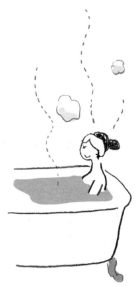

🍴 **推荐食物**

气虚致身体无力：胡萝卜、鸡肉、猪肉、大豆、南瓜、红薯等。

痰湿致身体无力：海带、海菜、牛蒡、菌类、香蕉等助消化或有利尿作用的食物。

- 一阵一阵打寒战　　● 肩颈僵硬
- 关节疼

如果身体一阵一阵打寒战，要让身体由内到外暖起来

风邪和寒邪通常是一起出现的，会让身体忍不住地一阵一阵打寒战，还容易引发肩颈僵硬和关节疼。

建议多喝粥或者味噌汤等温热的食物，可以加入葱、韭菜、紫苏等食材，也建议大家晚上泡个热水澡之后早点休息。

- 腹泻　　　　　　● 胃部不适
- 食欲不振　　　　● 身体无力

当发生胃肠型感冒时，可以通过一些食材来祛湿

夏季或者梅雨季节经常发生胃肠型感冒，是暑湿之邪导致的。

患胃肠型感冒而出现腹泻、胃部不适、食欲不振、身体无力等症状时，切忌吃油腻食物或者刺身等生冷食物。最好喝粥或者吃点茶泡饭，加入一点紫苏、生姜，祛一祛胃肠湿气。

另外，还可以用手暖一下肚脐旁边的天枢穴，也能起到一定的祛湿作用。

> 养生建议　消化不良或胃部不适时，适量多吃点助消化且能帮助胃肠重回健康的苹果。

这样吃午餐，让下午元气满满

午餐首先要注意的就是不要吃撑。如果吃得太饱就容易犯困，会影响下午的工作状态。不管午餐吃什么，都最好吃八分饱。

不过说是午餐要吃八分饱，但是我们又看不到自己胃里的情况，怎么才能判断吃的是不是八分饱呢？其实可以通过餐后的状态来逐渐摸清自己的情况，找到自己八分饱的食量。大家可以对照一下午餐后是否符合以下3种情况来判断。

❶ 餐后，肚子不饿、不胀、不难受。

❷ 不觉得身体很沉。

❸ 不困。

一般情况下，午餐后符合以上3种情况基本就是八分饱了。

此外，建议大家注意饮食的营养均衡，多吃清淡的食物。

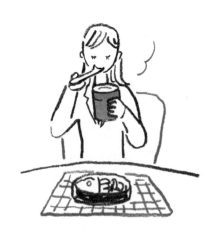

注意腹部保暖，让胃肠元气满满

中医学认为，当胃肠功能减弱时，就会出现消化吸收困难、皮肤粗糙等问题。注意腹部保暖，能帮助胃肠更好地发挥作用，也是美容的重要方法。

为了让肚子暖起来，午餐可以喝点热味噌汤等热汤水，而且汤在一定程度上占据了胃里的空间，也能有效防止吃撑，帮助我们吃八分饱。夏天容易想吃冷的食物，但是吃冷的食物会加重胃肠负担，建议还是克制一些为好。

此外，油腻的食物、甜食以及口味重的食物会增加胃肠负担，还是尽量克制比较好。特别是在外就餐的时候要格外注意。

一些食物的吃法

乌冬面：要吃热的，先喝汤再吃面。
荞麦面：夏天也可以吃点温热的荞麦面。身体健康的时候可以吃点蘸汁凉荞麦面。
盖饭：尽量选择鸡肉、鸡蛋等的盖饭，少吃炸猪排盖饭。
沙拉：选择温热的蔬菜沙拉。

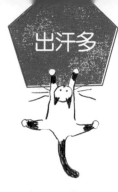

- 容易疲劳
- 经常感冒
- 总是很困

收缩毛孔，改善出汗多

容易流汗主要是气虚。气有固摄的作用，即能防止水分过度流失。气虚时，毛孔就无法正常收缩，出汗较多，人体元气又会随着汗液一同流失，从而进一步加重气虚。

因为气虚，容易大汗淋漓的人，身体的防御功能差，容易疲劳、感冒，还总是很困。

容易出汗的人，建议适量多吃点酸味食物，帮助收缩毛孔，减少汗液流失，还可以适量多吃点米饭或大豆制品等来补气。

天热容易出汗的人，可以吃点夏季当季蔬菜。

🍴 **推荐食物**

酸梅干、柠檬等酸味食物，助力毛孔收缩。米饭、大豆制品、红枣、山芋等食物，补充元气。夏季可以吃点当季蔬菜。

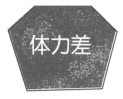

午餐后
非常困

- 胃肠功能弱
- 吃太多

午餐后很困，很可能是因为吃太多了

午餐后很困的人有可能是因为吃太多了。饭应该是肚子饿的时候才吃，不建议大家还没饿，只是因为到餐点了就吃饭，否则容易导致胃内食物太多，血液集中在胃部助消化，脑部血液减少，从而发困。

胃肠功能弱的人，即使到了餐点，如果肚子不饿也不要勉强自己吃。没有食欲的时候可以喝点汤或粥，吃点荞麦面或者乌冬面等简单的食物。

体力差

- 容易疲劳
- 犯困

给自己10～15分钟午休时间，闭上眼睛补充体力

体力差容易疲劳，中午不充分休息就犯困而无法继续工作是气虚的表现。每天最好能给自己10～15分钟的午休时间。但是要注意，如果15点之后睡眠超过30分钟，就容易影响晚上的睡眠，起到反效果。

如果没有条件午睡，也可以坐在办公桌前，闭着眼睛，塞着耳塞或耳机，让自己屏蔽外界信息休息一会儿。

 养生建议 累了的时候，可以吃点益气、补血、补水的桃子。

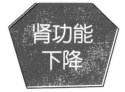

乘坐公共交通工具时焦躁

- 不喜欢拥挤的环境
- 很介意周围的人
- 不喜欢拥挤的人群
- 焦躁

乘坐公共交通工具感到焦躁，可以试着隔断外界信息输入

乘坐公共交通工具对很多人来说是一种压力。拥挤的人群、耳机等设备漏出的声音、其他乘客的行为举止等都是压力来源。

这时候可以在口罩里喷一点自己喜欢的香水，或者嚼口香糖、吃点糖果来分散注意力。即使不听音乐，也可以戴上耳机，屏蔽外界的信息。

肾功能下降

- 总是谨小慎微
- 尿频
- 脱发
- 压力大

吃点黑色食物可以改善肾功能

肾功能减弱的时候，人就会容易感到害怕而一惊一乍。此外，白发增多、脱发以及尿频也都是肾功能下降的表现。平时就要多吃黑豆、黑芝麻等黑色食物，以及生蚝、墨鱼等海产品。

另外，注意不要让太溪穴着凉，太溪穴位于脚踝。

 养生建议 当压力即将"爆表"的时候，可以吃点橘子来改善体内气的循环。吃点糖也可以缓解压力。

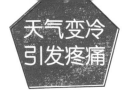

- 头疼　　● 身体沉重
- 水肿

促进身体祛湿

有的人会因为天气变冷感到头疼，身体沉重、水肿。这是因为身体内多余的水分没能排出去，就像穿着湿淋淋的衣服一样使人不舒服。

要让身体排出多余的水分，就要多吃点赤小豆、薏米等能祛湿的食物，控制巧克力、油炸食品的摄入。

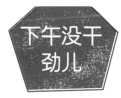

下午没干劲儿

- 疲劳　　● 乏力
- 很困　　● 容易发呆

可以通过摄入甜食或刺激穴位来改善下午的身体疲劳

即使早上起来元气满满，但早上的工作无时无刻不在消耗身体能量，到了中午，元气就不那么充足了，人就变得疲劳、乏力、很困，还容易发呆。

可以适当补充一点香蕉、果干等有自然甜味的食物或者喝点加蜂蜜的红茶。此外，足底的涌泉穴能够起到激发人体动力的作用，头顶的百会穴有助于保持大脑清醒。

 养生建议　　焦躁、抑郁……情绪不稳定，觉得不爽利的时候可以吃点草莓哦！

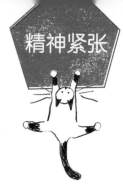

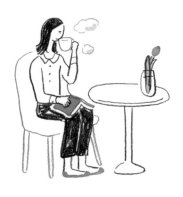

精神紧张

- 很慌乱
- 感到不安
- 始终有紧迫感

喝点牛奶、可可或豆奶，让自己放松下来

有很多人都觉得，明明每天的工作和家务中不得不做的事情没有那么多，但不知道为什么，每天都很忙，导致精神很紧张，总感觉慌乱、不安，始终有紧迫感。

建议喝点牛奶，牛奶能够让人心情平和下来，也有滋润身体的功效。晚上睡前喝一杯热牛奶能够让身体暖和起来，也能帮助放松精神。

另外，可可也有安神的功效，能让心情平稳下来。此外，豆奶也有滋润身体的功效，在精神紧张的时候，能帮助我们放松下来。

🍴 推荐食物

可以把纯咖啡换成牛奶咖啡，多放点牛奶。

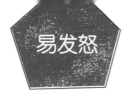

易发怒

- 难以冷静
- 感到焦躁
- 情绪不稳定

通过按压太冲穴缓解即将爆发的怒火

时常觉得自己难以冷静下来、总感到焦躁、因为一点小事情情绪就爆发。当怒火即将爆发时，身体内的气处于上涌的状态，所以要使自己冷静下来，得想办法让气下行。

按压位于脚背的太冲穴可以让上涌的气沉下去，畅通气循环，消解压力。建议即将发怒时，缓慢进行深呼吸，并给脚做个按摩。

没有自信

- 有不安感
- 很慌乱
- 难以平静
- 心情烦闷

不安感很强烈的时候，可以吃点红色食物

人在不安、烦闷时，脑部的活动会消耗身体的血液。血液不足，就会导致心情难以平静，没有自信。

这时候吃点红枣、枸杞、莓果等红色食物，可以起到一定补血作用，还可以按压手腕的内关穴、神门穴来帮助自己冷静下来。

 养生建议 生气、焦躁的时候，为了让自己冷静下来，可以在生活中添加一些蓝色。

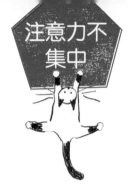

- 发呆
- 疲劳
- 注意力下降
- 体态不好

可以借助有怡人香气及益气补血的食物来重整旗鼓

注意力不集中是因为气血不足，气血不足会导致脑部营养不足，所以容易发呆。

很多时候，早上还注意力很集中，但到了下午，因为上半天消耗了很多气血，导致疲劳，注意力开始下降。补充气血最好的来源就是摄入天然甜食，中午之后可以适量摄入一些。

吃完甜食之后，要喝一些有薄荷或柑橘香气的花茶，促进气机畅通。

此外，要提高注意力，姿势也很重要。工作时要随时注意矫正体态，帮助自己充分呼吸。坐在办公桌前感觉注意力下降的时候，可以伸个懒腰，也有改善效果。

🍴 推荐食物

补血推荐红色或黑色食物。甜食推荐天然甜食。除了红豆以外，板栗、红薯等黄色食物也有补气功效。

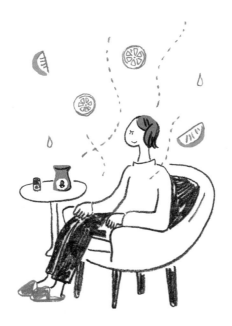

气滞就要"补充"香气

感到焦虑或者因为压力大而无法集中精力的时候，身体处于气滞状态。可以用一些有自己喜欢的气味的香薰，也可以停下手头的事情，站起来做做拉伸，围着办公桌附近走一走。

小贴士

注意力不集中的时候，刺激头部或颈部的穴位有助于大脑清醒。可以以舒适的力度按摩头皮、后颈脊椎附近及耳朵周围。

 养生建议　中国有句俗语：每天三颗枣，百岁不显老。零食可以适量吃点红枣。

气是人体构成和生命活动的重要物质

中医学认为，气是人生存下去不可缺少的物质。内脏活动在内的身体活动、让身体保持恒温、给身体提供营养等，这些都离不开气的作用。

气不足的时候会出现气虚问题，当气循环不畅的时候会出现气滞问题，这些都会导致身体出现不适。

体力不足、容易疲劳很可能就是气虚引起的，这种情况就要多休息。

感到没来由的焦躁、出现腹胀多半就是气滞了。这时候就要做做简单运动，让身心焕发活力。推荐大家按照一定节奏来活动身体，比如，重复做深蹲动作或者外出徒步。按照一定节奏来运动，有助于激发自主神经功能，改善气循环。可以参考下一页的内容，选择适合自己的运动。

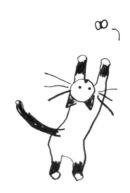

捶打腰部

两手握拳，轻轻捶打腰部。通过刺激腰部穴位，起到缓解腰部疲劳的作用，也具有一定抗衰老的作用。

有节奏、小幅度地提脚跟

有节奏、小幅度地提起脚跟再落下，重复此动作。这个运动有活血强筋作用，也有助于延缓衰老。

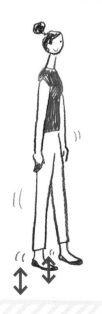

跑步或慢骑自行车

慢跑、正常跑步、慢骑自行车都可以。不擅长跑步的人，可以选择走路，每次坚持20～30分钟。

转圈挥动手臂

保持一个姿势时间长了，可以转圈挥动手臂来活动肩膀。转单侧手臂也可以，两侧手臂同时转动也可以。这个动作有助于促进气血循环，放松身体。

按揉合谷穴

按住合谷穴转圈揉搓。合谷穴位于拇指和食指延长线交点处，靠近食指侧。

选择适合自己体质的减肥方式会事半功倍

有很多人通过运动或节食减肥，但迟迟看不到效果，中途放弃了。没有效果可能是因为减肥的方法不适合自己。

在中医学看来，每个人根据体质都有适合和不适合自己的减肥方式。比如，痰湿体质的人，身体经常水肿，体内多余的水分排不出去，这时候就要想办法通过排出多余水分来减肥。此类人群如果通过不吃饭、只喝水来减肥，反而会导致身体水分更多，起不到减肥效果。

减肥，首先要改善体质，让体内的气、血、津液达到一个良性平衡，让身体健康起来。在改善体质的过程中，体重自然而然就会下降，身体健康了，减肥效果也会更显著。

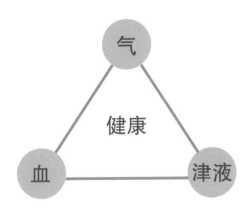

（ 适合不同体质的减肥方式 ）

　　下面这4种体质，如果想减肥，只有先改善体质，才能事半功倍。可以根据自己情况进行对照，找到自己的体质类型之后再看下一页。

　　打钩最多的就是自己的体质类型。如果有几种体质对应的打钩数量相等，建议都看一下。

气滞型

- [ ] 经常感到焦躁
- [ ] 腹胀
- [ ] 喉咙有堵塞感
- [ ] 因为压力大而暴饮暴食
- [ ] 腹泻和便秘反反复复

气虚型

- [ ] 容易疲劳
- [ ] 总是很累，没有干劲儿
- [ ] 无论做什么都没精神
- [ ] 容易感冒
- [ ] 吃点东西就会胖

瘀血型

- [ ] 肩颈一直很僵硬
- [ ] 皮肤粗糙，有色斑
- [ ] 痛经严重
- [ ] 高脂血症
- [ ] 手脚冰凉

痰湿型

- [ ] 经常感到乏力
- [ ] 容易水肿
- [ ] 爱喝冷饮
- [ ] 容易出现腹泻或软便
- [ ] 容易面色潮红，怕热

根据自己的体质类型进行改善，才是减肥的捷径。不论体质属于哪种类型，都要注意过规律的生活，争取早睡早起。

气滞型

气主要是因为压力过大才流通不畅，所以气滞的人最重要的是要缓解压力。气循环畅通之后，新陈代谢会变快，体重也自然而然会降低。可以通过唱歌或者聊天等自己喜欢的方式来释放压力。

气虚型

因为气不足而导致身体容易疲劳，不爱运动，所以肌肉力量降低、新陈代谢不旺盛。气虚体质的人不应该减肥，应该好好睡觉，认真吃早餐，得先让自己充满元气。多吃点白米饭，或者南瓜、胡萝卜等黄色食物。

瘀血型

瘀血体质人群应该从改善瘀血的原因下手，比如压力大或者体寒。注意发散压力；如果是因为体寒导致瘀血，就要多运动，让身体暖起来，促进血液循环，也可以吃点洋葱、韭菜、青背鱼等。

痰湿型

水分残存太多的痰湿体质人群应该努力排出多余水分。通过运动或者泡热水澡，让身体多出汗。可以吃点西瓜、菠菜、牛油果等有利尿作用的食物，喝点玉米须茶也是不错的选择。

五、

晚间养生

辛苦了一天，来看看晚上的养生方法吧！为了缓解身体不适，晚上要多慰劳慰劳自己，为第二天的生活、工作注入能量。

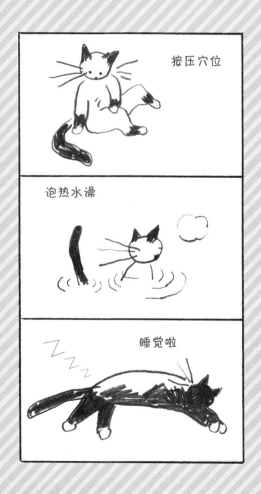

按压穴位

泡热水澡

睡觉啦

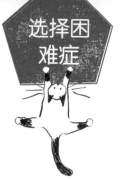

选择困难症

- 购物时间很长
- 判断、决断能力下降
- 睡眠不足

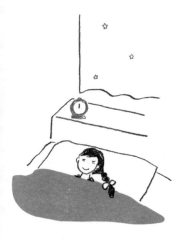

下不了决心、做不出决定的时候就让身体睡足觉吧

有的人在买东西或者决定晚餐菜谱的时候总是选择困难，这与判断、决断能力下降有关。与人的行为判断、决断密切相关的身体器官是胆，如果胆功能下降，就会出现判断、决断能力下降的问题。

睡眠是增强胆功能最好的良药。23点到凌晨1点是胆活跃的时间，建议大家最好能够在23点前睡觉。

位于脚踝外侧凹陷处的丘墟穴是强化胆功能的有益穴位。可以按压5秒后松开，然后再按压，重复该动作。

另外，晚上泡完澡出浴的时候，用毛巾擦揉脚外侧也能起到刺激穴位的作用。

🍴 推荐食物

可以适量多吃点养胆、护胆的食物，如牛奶、猕猴桃、黄瓜等。

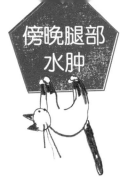

● 腿部水肿

可以通过刺激一些穴位来改善腿部水肿

无论是站着工作还是坐着工作，如果长期保持一个姿势，水液就会蓄积，造成傍晚腿部水肿。

可以通过外界刺激来促进水液的循环流通。位于脚踝内侧偏上位置的三阴交穴是已被熟知的可以改善浮肿的穴位。这里想给大家推荐的是太溪穴，位于内踝后方与跟腱之间的凹陷处。从太溪穴开始，用手的拇指沿着骨骼向上按摩到阴陵泉穴。

太溪穴和阴陵泉穴都与身体内的水液循环有关，通过刺激这两个穴位可以缓解腿部水肿。

另外，多摄入一些有利尿作用的食物也能缓解傍晚腿部易水肿的问题。

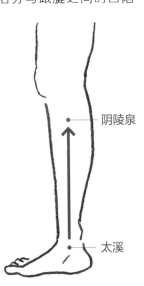

阴陵泉

太溪

🍴 推荐食物

喝玉米须茶、红豆茶、薏米茶、花茶或吃香蕉等具有利尿作用的食物。

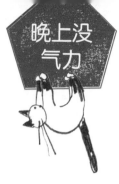

晚上没
气力

晚上气力不足的人可以给自己安排一点休息时间

- 容易疲劳
- 浑身乏力

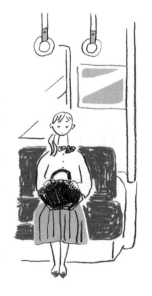

有的人即使跟朋友约好了某天晚上下班一起吃饭，但真到了约定的那天，总会因为感到疲劳而不想赴约。做约定的时候还很想跟朋友见面的，但是一到了晚上就没有那么多精力了。

这时可以用到的是肚脐下方的气海穴。给气海穴保暖能益气，可以贴"暖宝宝"，也可以用手捂热，或者轻柔地按摩。

有条件的话，赴约前可以先躺个5~10分钟，或者在公交、地铁上闭目养养神。

每次聚餐结束就一点气力也没有了的人，去之前也需要给自己补补气。

🍴 推荐食物

可以吃点黄色食物补气，比如玉米、红薯等。
下酒菜可以选择汤豆腐、毛豆、鱿鱼干等。

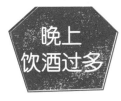

聚会情绪低沉

- 情绪低沉
- 容易疲劳
- 提不起劲儿

聚会情绪低沉，可以喝点香气宜人的饮品

明明是关系很好的朋友，但是与其聚餐时就是感觉很疲劳、提不起劲儿，说明气滞比较严重。

可以喝点加薄荷的饮品。柠檬、柚子的生榨果汁加碳酸水等碳酸饮料也能促进气循环。

下酒菜可以选择水果干、番茄、含香菜的料理等；同时也可以嚼点薄荷口香糖来促进气循环。

晚上饮酒过多

- 身体沉重
- 容易水肿
- 胃部不适

通过改变下酒菜来降低饮酒过多的危害

对于压力型饮酒的人，一上来就要求其完全戒酒有些困难。因此可以通过改变下酒菜来降低饮酒过多带来的危害。

下酒菜中，如果油炸食品吃多了，会导致体内湿气增加，身体沉重，容易水肿，也会导致胃部不适。可以将下酒菜换成有祛湿作用的毛豆，或者能够增强肝功能的生蚝、蛤蜊等，这些在中医学看来都有消解酒毒的作用。

宿醉的时候，可以吃点柿子、苹果、梨、柚子等。

 养生建议 珍惜真心的朋友，可以让自己心情愉悦哟！这也有助于养生。

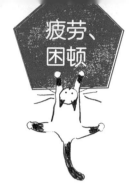

- 疲劳
- 浑身无力
- 压力大
- 水肿

疲劳时，建议多吃饭团养足元气

既要兼顾家庭又要工作的妈妈们，每天在繁忙的工作结束后还要到托儿所接孩子，等回到家要开始做饭的时候其实已经精疲力尽了。

这时候吃点饭团有助于恢复元气，可以出门前蒸点米饭，回家就可以做成饭团食用了。

如果感觉浑身无力，可以在捏饭团的时候加一点鲑鱼；如果感到压力很大，可以加点酸梅干；如果下半身出现水肿，感觉身体沉重，可以加点海带；如果眼睛疲劳，可以加点金枪鱼罐头；如果疲劳感非常严重，可以加点富含牛磺酸的鳕鱼籽。

也推荐回家之后，先吃点自己喜欢的甜品，听一首自己喜欢的歌，切换心情。

🍴 推荐食物

可以根据疲劳情况，改变饭团里包的材料。海苔有补肾作用，建议一起包进饭团；香蕉有补气作用，很适合在焦躁的时候包进饭团里一起吃。

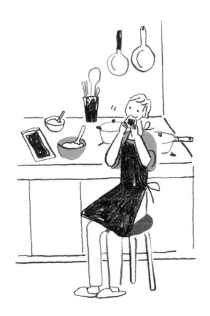

不要什么事都自己一个人扛

习惯了什么事情都自己扛的人，要注意减少自身元气的消耗，保持身体能量。比如不想做饭时可以点外卖，疲惫时打扫、洗衣服等家务可以延后再做。要学会重视身体发出的信号，对自己好一点。

小贴士

累了一天，晚上回家之后，可以先躺着休息5~10分钟。如果没有条件的话，可以大大地伸3次懒腰，做做深呼吸来补气，使身体恢复能量，然后再做接下来要做的事情。

 养生建议 累了的时候吃点香蕉吧！香蕉能够温和补充身体能量，缓解焦躁情绪。

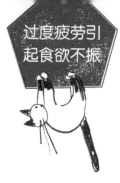

- 看起来显老
- 食量小
- 经常熬夜

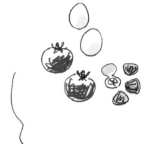

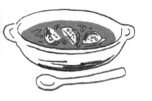

过度疲劳引发食欲不振时，喝点热汤或者粥

有的人经常做完晚餐就没有食欲了或者吃不下多少。这在中医上叫作"饥不欲食"，指即使有饥饿感也吃不下饭。

这类人群平时可能有体寒问题，并且压力较大、过度疲劳、生活不规律，对肾脏的消耗很大，外表看起来显老。

如果不正常进食，会进一步消耗身体能量，致使肾虚更加严重，晚餐不要用一些点心和零食来凑合，建议喝点热汤或粥。

过度疲劳引起食欲不振也有可能是经常熬夜导致的。建议晚上不要熬夜，要早点睡觉。

🍴 推荐食物

建议喝点粥、番茄鸡蛋汤、蛤蜊豆腐味噌汤等能够暖身的食物。记得多放点当季蔬菜。

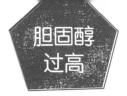

- 爱吃肥甘厚腻食物
- 肥胖

胆固醇过高，建议多摄入膳食纤维

近年来，胆固醇过高的年轻人越来越多。胆固醇过高在中医学看来是痰湿或瘀血造成的，是由于饮食中油腻、甜腻、重口味的食物摄入过多，而脂质、糖、油炸食物会阻碍血液循环。建议吃点海藻等含膳食纤维多的食物，减少脂质吸收，还要多吃富含维生素C的黄绿色蔬菜。

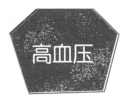

- 压力大
- 体寒

通过泡澡和按压穴位来缓解压力型高血压

压力大会阻碍气血流通，导致血压上升。可以通过练习瑜伽、拉伸放松、冥想和熏香入浴等方式来缓解压力，从而降低血压。

此外，体寒也是血压升高的重要原因之一。刺激膝盖内侧向上3指位置的血海穴和脚背上的太冲穴可以改善体寒，从而缓解高血压。

 养生建议 饮食不当会引发疾病，对症饮食可帮助改善疾病。

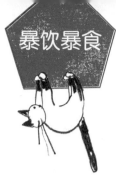

暴饮暴食

- 压力大
- 体重变化大
- 情绪起伏剧烈

用低热量的食物来抑制暴饮暴食的行为

有的人会因为工作导致早餐、午餐无法正常进食，只有晚上才能吃个安稳饭；同时因为压力太大，又容易出现晚上暴饮暴食的问题。

为了不在晚上暴饮暴食，平时就要注重发泄压力，以缓解气滞。如果气机不畅，会导致体重大幅度地增加或降低，情绪激动或消沉，起伏剧烈。

建议多拉伸侧腹来畅通气机；多吃点冬瓜、黄瓜等低热量的瓜类食物来抑制在晚上暴饮暴食的行为。

另外，如果没能控制住暴饮暴食，也不要苛责自己。

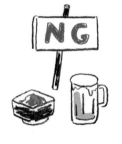

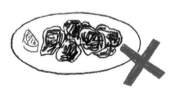

🍴 推荐食物

推荐豆腐、冬瓜、黄瓜、海菜、猪肉等。
忌啤酒、重口味及含过多香辛料的食物。

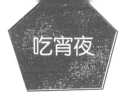

吃宵夜
- 没精神
- 嘴巴"寂寞"
- 胃肠不消化

宵夜要选择好消化的食物

睡前3小时内为了让胃休息，最好不要进食，否则容易导致胃肠不消化，第二天没精神。实在感到饥饿或嘴巴"寂寞"的话，可以喝点热可可或者豆奶。如果连日都有聚餐，建议多按揉对胃肠有益的足三里穴和对肝脏有益的太冲穴，通过按压穴位，可以改善睡眠，让自己第二天起床后更有精神。

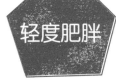

轻度肥胖
- 运动不足
- 食欲旺盛
- 睡眠不足

轻度肥胖的人要保证充足睡眠

有的人因为运动不足而出现轻度肥胖。中医学上有"肥人多痰"的说法，即肥胖的人多属于痰湿体质。此时，饮食中要多加菌类、根茎类及生菜等蔬菜。

轻度肥胖者可以按揉肚脐旁的天枢穴来控制食欲，促进消化。此外，睡眠不足时，控制食欲的激素分泌量会减少，使人食欲增加，从而更易发胖。

 养生建议 焦躁的时候可以试着放声大笑，笑过后会觉得神清气爽。

战胜病原体，打造健康体魄

中医学上经常会用到"扶正祛邪"这个词。所谓扶正，就是增强代表身体免疫力的"正气"。如果身体充满正气，在遭遇病原体攻击时能够有效抵御，就不容易生病。所谓祛邪，就是要祛除体内邪气，缓解疾病症状或治愈疾病。

想要做到扶正祛邪，必须让身体内的血液和卫气充足。血液和卫气对于维持身体正气至关重要，如果血液和卫气不足，就会导致正气不足，身体容易遭到病原体入侵。抵御外邪（病原体）入侵的能力下降，祛邪无从谈起，症状也会越来越重。

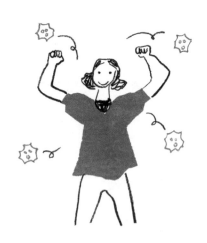

补充血液和卫气的方法

血液不足时，身体处于血虚状态，需要通过摄入红色或黑色食物来补充血液；同时要控制油腻和辛辣食物的摄入；要过规律的生活，保证充足睡眠。

卫气充足能够提高身体免疫力，给身体建起一道防卫墙，防止外邪入体。疲劳迟迟无法消除，总是没有食欲，都是卫气不足的表现。不规律的生活、体寒、运动不足、节食减肥等都会导致卫气不足。当卫气不足时，要注意调节饮食，补充营养。

这里给大家推荐一些能够补充卫气的食物，可以参考着来调整饮食结构。如肉类、大米、土豆、红薯、南瓜、卷心菜、豆类、菌类、红枣等。需要格外注意的是，吃饭的时候要认真咀嚼。

此外，用大拇指从合谷穴按压到商阳穴有助于改善便秘问题，长久坚持还有助于提高免疫力，推荐看电视的时候边看边进行按摩。

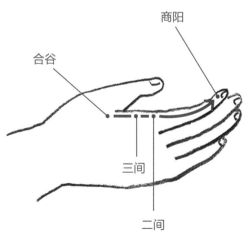

商阳

合谷

三间

二间

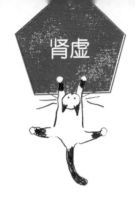

肾虚

- 腰疼
- 脱发
- 耳背
- 腰腿无力
- 记忆力减退

肾虚导致的腰疼建议多吃黑色食物和有黏性的食物

腰也叫肾府，与肾密切相关。中医学上把肾功能减弱叫作肾虚，肾虚会导致腰部营养输送不到位，从而出现腰疼等问题。

肾虚通常是一种老化现象，人随着变老，都会出现肾功能相对减弱，同时也可能伴随腰疼、脱发、耳背、腰腿无力、记忆力减退等问题。

推荐摄入黑芝麻、黑豆、黑木耳、海藻等黑色食物，以及山芋、海参、秋葵等具有黏性的食物来补肾。

🍴 **推荐食物**

可以吃一些大豆或蚕豆来补肾。此外，核桃、松子、枸杞等也有补肾的作用。

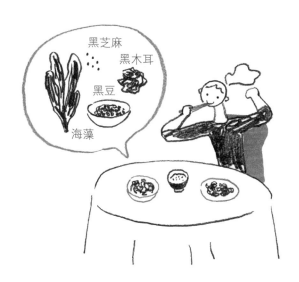

黑芝麻
黑木耳
黑豆
海藻

刺激这些穴位，增强肾功能

晚上热敷或按摩肾俞穴可壮腰固肾，热敷或按摩命门穴可温肾壮阳，都能有效增强肾功能。

小贴士

腰疼的时候可以泡泡热水澡，缓解身体僵硬，泡澡结束后做一下拉伸。轻度腰疼的话每天可以散散步，保持强度适中的规律运动，会起到缓解效果。

 养生建议   想要腰腿有力，可以适量多吃板栗。可以用板栗蒸饭，也可以吃炒板栗。

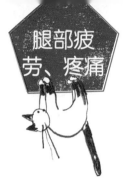

腿部疲劳、疼痛

- 水肿
- 腿部疲劳
- 腿疼

按压腿部的穴位，缓解腿部疲劳

如果工作中站立时间较长，到了晚上腿部充血肿胀、疲劳、疼痛，建议晚上回家用拇指按压委中穴、承筋穴、承山穴。这些穴位都位于膀胱经上，刺激这些穴位有利尿和缓解水肿的作用。按压时，可以适当用点力气。

¶¶ 推荐食物

薏米茶、玉米须茶、普洱茶、乌龙茶、红豆茶等茶类，以及菌类、豆芽等具有利尿作用的食物。

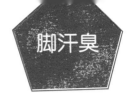

- 脚容易出汗
- 代谢差
- 水肿

足浴祛湿，可以缓解脚汗臭

脚有汗臭问题，多与体内湿气重、代谢差有关，建议通过足浴祛湿。足浴时加入胡椒、薄荷、藿香、柠檬以及自己喜欢的泡澡剂，以带走身体湿气。

建议多吃海带、海菜等海藻类及多喝具有祛湿利尿作用的薏米茶、玉米须茶或乌龙茶。

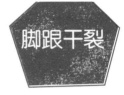

- 代谢差
- 皮肤干燥
- 体寒

脚跟干裂是身体滋润度不够

脚跟干裂与体寒引起代谢差，水分无法传输到位所致皮肤干燥有关。

建议增加醋、鸭肉、鲍鱼、豆腐、银耳、莲藕等食物的摄入。辣椒、胡椒、花椒等辛辣食物会加剧皮肤干燥，建议少吃。

另外，建议晚上泡脚或洗澡后给脚跟涂沫润肤油。

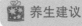 **养生建议** 主动跟人打招呼、对别人很友善同样能让自己保持心情愉悦哟！

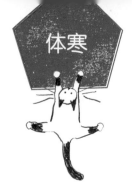

体寒

- 头疼
- 肩膀僵硬
- 痛经
- 手脚冰凉

体寒要对症下药

年轻女性多是因为血虚导致体寒，常伴头疼、痛经等症状。人体主要通过血液来将能量输送到手、脚等身体各处，而体寒的人身体里担当"能量搬运工"的血液不足。所以，建议年轻女性要保证充足睡眠，让身体血液充足。

手指、脚趾等身体末端冰凉或肩膀僵硬的人多半有瘀血问题，晚饭后休息时多活动身体能起到缓解作用，简单的手脚收张动作（见下一页图）也能起到暖身效果。

此外，肾阳虚的人体寒是最严重的。此类人群身体产热功能不足，不仅是手脚冰凉，身体的腰腹部及以下也较为冰凉，要多摄入补阳的食物来暖身。

¶¶ 推荐食物

虾、羊肉、牛肉以及肉桂、生姜、花椒等调料都有补阳的作用。建议多吃汤锅、火锅，多喝粥和生姜红茶，忌食冰冷食物，喝水、喝饮料时其温度要稍高于常温。

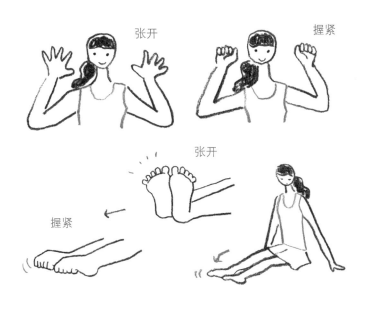

张开 握紧

张开

握紧

肾阳虚，就要补阳

可以在背部肾俞穴、肚脐下关元穴贴上"暖宝宝"，或者买温热饮料，将饮料瓶贴到下腹部。此外，还可以按揉或者用"暖宝宝"热敷脚踝的太溪穴。

 养生建议 每天给自己15分钟左右的独处时间，会让心情更加轻松哦！

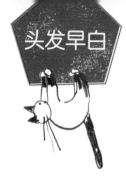

头发早白

- 血液不足
- 压力大

通过吃补血食物和发泄压力来缓解头发早白问题

中医学中将头发称为"血之余",由此可以看出血液对头发的营养至关重要。

明明还很年轻,却突然白发增多主要有两方面原因:一是血虚,也就是血液不足;二是压力大导致的肝郁或气滞。

女性本身因为月经就容易存在血液不足的问题,所以平时要注意多摄入补血的食物。此外,膝盖内侧偏上的血海穴对补血有一定功效,可以时不时地进行按压。

建议晚上不要加班到太晚,要多给自己留一点慢生活的时间,转变生活方式,减少生活中的压力。

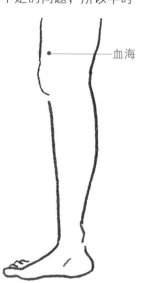

血海

🍴 推荐食物

红枣、草莓、枸杞等红色食物,黑豆、黑芝麻、海藻类等黑色食物,以及黄绿色蔬菜、动物肝脏。

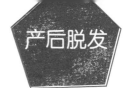

- 睡眠不佳
- 头发稀疏

喝猪骨汤可以缓解产后脱发

产后，头发如果从额头部分开始变得稀疏，主要是血虚引起的，如果从头顶开始稀疏，则主要是肾虚引起的。

头发也被称作肾之华，如果肾功能减弱，就容易出现脱发。如果产后出现头发稀疏问题，可以用猪骨熬汤来喝，对缓解产后脱发有一定作用，经常喝汤，对改善睡眠也有效果。

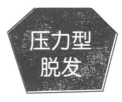

- 压力大
- 营养不足
- 血液不足

补血食物可以缓解压力型脱发

近年来，很多人因为压力大而发生脱发。压力和烦恼会加速消耗身体内的血液，也会影响人体对营养的吸收，如果血液不足、营养不足，就容易脱发。

建议多摄入菠菜、动物肝脏等含铁较多的食物，红枣、葡萄、胡萝卜等红色食物，以及黑色食物进行补血。

 养生建议 如果有需要解决和使人烦恼的事情，建议选择明亮、温暖的午间时分进行思考哟！

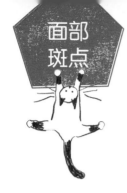

面部
斑点

● 晒斑　　● 色斑
● 面部肌肉萎缩

通过活动面部肌肉增加血流量，可以缓解面部晒斑、色斑

　　有的人即使在皮肤诊所通过治疗去掉了晒斑、色斑，晒斑、色斑也会复发。这种情况可能是瘀血体质造成的。要缓解症状，就要忌油腻食物，并进行适度运动来改善瘀血问题。

　　同时，增加面部血流量可改善面部晒斑、色斑问题，除了按摩、针灸能促进血液流通外，用热毛巾热敷也有一定效果。如果平时总是没什么表情，面部肌肉就会相对萎缩，可以通过用较为夸张的口型讲话，来活动面部肌肉，增加面部血流量，从而改善面部斑点问题。

　　很多人会不自觉地抚摸脸，但是如果经常触碰皮肤，就会对其施加刺激，更易导致色素沉着，引发面部斑点的问题。

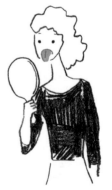

🍴 推荐食物

促进血液流通的洋葱、生姜、韭菜、薤头等。
可以喝一点生姜红茶，生姜要多放一些。

面部细纹

- 皮肤干燥
- 气血不足

摄入滋润型食物，改善面部细纹

就像当睡眠不足时肌肤会因为疲劳而弹性降低一样，如果身体内的气血不足，没有了气血的滋润，皮肤就会变得干燥，更容易产生细纹。

猪蹄等食物有利于滋润皮肤。此外，也建议多摄入一些梨、百合根等白色食物。

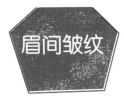

眉间皱纹

- 压力大
- 睡眠不足

通过睡眠补充气血，可以改善眉间皱纹

感到焦躁的时候，可以按揉眉间的印堂穴。

虽然无法完全消除皱纹，但如果皱纹较浅，且在保证了充足睡眠、改善了气血循环的情况下，在肌肤自然的新陈代谢中，皱纹会越来越浅。

此外，喜欢皱眉头的人要注意改变自己这个习惯。

 养生建议　百合根除了可以让人情绪平静外，还有滋润皮肤的作用，可以在蒸蛋羹的时候放一些。

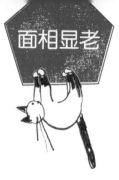

- 过度疲劳
- 压力大
- 睡眠不足
- 心情总不好

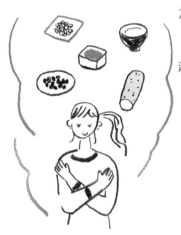

黑豆、黑芝麻可以改善面相显老

面相显老可能是因为肾虚。过度疲劳、压力大、睡眠不足、不注意保暖等，都是导致肾虚的原因。

肾是先天之精所在的地方，因此，改善生活习惯，减少肾精消耗非常重要。

脾被称为后天之本。摄入黑豆、黑芝麻等补肾食物，经脾运化，可以加强肾营养。

如果总是心情不好，就很容易看起来显老，要尽量多笑一笑。

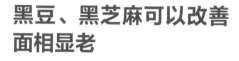 推荐食物

推荐黑芝麻、黑豆、黑木耳、生蚝、黑米、海菜、海带以及山芋、海参、鳕鱼籽等食物。

118

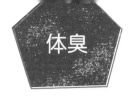

体臭

- 压力大
- 暴饮暴食
- 睡眠不足

改善五脏功能，综合调理体臭问题

身体容易因五脏的功能衰弱出现体臭，比如肝脏因为压力大或睡眠不足出现功能衰弱；心脏因为过度担忧或酷暑出现功能衰弱；脾因为暴饮暴食出现功能衰弱；肺因环境污染等出现功能衰弱；如果肾因不良生活习惯等出现功能衰弱。绿色食物或酸味食物可以补肝，红色食物或苦味食物可以补心，黄色食物或甘味食物可以补脾，白色食物或辛味食物可以补肺，黑色食物或咸味食物可以补肾。

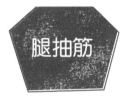

腿抽筋

- 过度用眼
- 熬夜
- 睡眠不足

经常出现腿抽筋时，要注意补肝

肝血虚会导致腿抽筋。肝掌管身体内筋脉，如果肝血不足，筋脉所需营养传送不到位，则容易导致腿抽筋。

建议适量多摄入黑色或红色食物。熬夜会消耗血液，要尽量避免；此外，也要注意不能过度用眼。经常出现腿抽筋的人，可以在泡澡时按揉承筋穴和承山穴。

 养生建议 桂花香气有抑制衰老的作用，可以试着喝一点桂花茶。

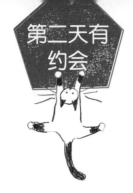

第二天有
约会

- 面色无华
- 面部松弛
- 睡眠不足

约会的前一天要补足气血，做做眼周护理

约会、参加同学聚会或结婚典礼等的前一天，想要在短时间内变美，就要早点睡觉，保证充足睡眠，调整气血。

可以摄入一些补充身体元气的黄色食物和补血的红色或黑色食物。如果想让皮肤更加光泽、有弹性，可以以猪蹄为食物，使身体滋润。

可以按压眼睛内侧的睛明穴、眼角的瞳子髎穴、眼下的承泣穴和四白穴等眼周穴位，可以让眼睛更加有神。此外，还可以轻柔按压眉毛上的鱼腰穴、攒竹穴、丝竹空穴。

🍴 推荐食物

多吃补血食物，头发会更有光泽，如番茄、胡萝卜、牛肉或猪瘦肉等红色食物，以及黑豆、黑芝麻、菌类等黑色食物。

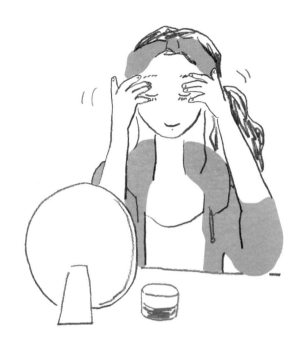

脸部轮廓更清晰

按揉脸部两侧下颌的颊车穴对改善面部水肿、使脸部轮廓清晰有很好的效果。可以以颊车穴为中心，轻柔地按摩脸部。

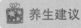 **养生建议**　如果想让心情更柔和、更平稳，可以在生活中加入一点粉色元素。

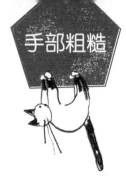

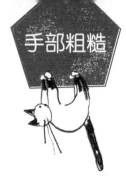

手部粗糙

- 皮肤干燥
- 睡眠不足

补充元气，改善手部粗糙

很多人因为经常用酒精消毒，手部变得粗糙，可以通过营养均衡的饮食和充足的睡眠以及健康的生活来补充身体元气，可改善手部粗糙。

此外，采用护手霜滋润手部也是一个好办法。护手霜可以选自己喜欢的气味，有助于保持良好心情。压力比较大的人可以选择柑橘类香气，身体较弱的人可以选择玫瑰等甜香类香气，容易焦躁的人可以选择薄荷味，情绪容易高涨的人可以选择薰衣草味，没有精神的人可以选择药草香味。涂抹护手霜的时候，手法没有特殊讲究，可以根据自己的习惯来。

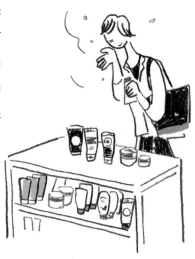

📑 推荐食物

沙拉中可以加入一些薄荷、迷迭香等香气较为清爽的花草以及番茄和柑橘类水果。

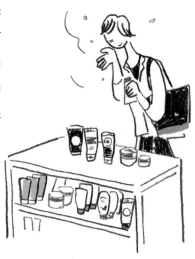

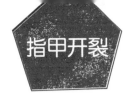

- 压力
- 睡眠不足

保证充足睡眠是防止指甲开裂的关键

中医学认为指甲是"筋之余"，与肝脏关系密切，如果压力过大或持续睡眠不足，肝功能就会变差，指甲就会变得脆弱，容易开裂。

这时，补血很重要。有的人是月经期间容易指甲开裂，这时候就要多吃红色或黑色食物。

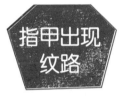

- 压力大
- 睡眠不足
- 营养不良

压力会导致指甲出现竖纹，营养不足会导致指甲出现横纹

指甲竖纹多由压力大或睡眠不足引起，指甲横纹多由营养状况不佳引起，身体状态会影响指甲健康，日常生活中指甲有横纹的人较少，大多都是竖纹。

如果指甲出现横纹，要根据自身营养状况进行有针对的补充；如果指甲出现竖纹，就要调整生活节奏，调节压力，避免熬夜，尽量早睡。

 养生建议　*休息对身心来说都很重要。除了身体需要要充足休息，心灵也同样需要。*

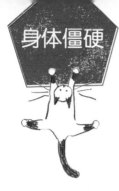

- 压力大
- 气滞
- 身体僵硬

身体僵硬的人可以多做拉伸来促进气的流通

　　人到了晚上，都会相对地气滞。气流通不畅，肝脏经络就会受阻，侧腹到腿侧这部分就会紧张、强直，从而引发身体整体的僵硬。晚上多做拉伸可以促进气的流通。

　　中医认为，身体的五脏即肝、心、脾、肺、肾，分别与春、夏、长夏、秋、冬这5个季节相对应、关联。肝与春季密切相关，健康的肝要像春天一样生机勃发。如果想要身体气机条达，肝脏经络通畅，日常就要注重补血，在生活中多加入一些有怡人香气的食物，让因为压力大而运行不畅的气流通起来。

🍴 推荐食物

柠檬、酸梅干、醋等酸味食物能补肝，玫瑰果茶也有同样效果。另外，补血还需要摄入红色或黑色食物。

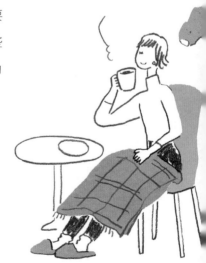

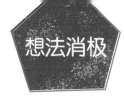

- 感到寒冷
- 慢性疲劳
- 睡眠不足

想法比较消极时，推荐喝点热牛奶或热可可

脑部需要大量供血，如果感到寒冷，或是睡眠不足、慢性疲劳时，思考容易受阻，而人类身体出于自卫，会本能地驱使大脑思考一些可能发生的不测，而不是思考快乐的事情；因此可能导致想法消极。

有消极想法的时候，可以喝点热牛奶或热可可，从而达到暖身效果，减少消极的情绪。

- 压力大
- 胸闷
- 焦躁

忍耐到极限时，要学会解放身心

人在强忍着什么的时候感到压力大、焦躁，会出现气血流通不畅，导致胸口闷，所以忍耐到极限时，工作间隙可以伸伸懒腰或者做个简单的拉伸来缓解一下。

也可以在晚上泡澡的时候唱歌，把不高兴的事情用笔写下来，或者向他人倾诉。总而言之，不要一味地忍着，要学会解放自己的身心。

 养生建议 只有自我认同了，才能得到他人认同。

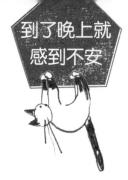

- 睡眠不足
- 慢性疲劳

保证充足睡眠，增强身体内的阳气

中医学中夜晚属阴，人到了晚上容易感到不安，晚上思考事情，就容易变得消极。关乎未来的、工作上的和人际关系方面的问题，建议放在白天思考，白天的想法更积极向上一些。

如果条件不允许，只能在晚上思考一些事情的话，建议开着灯，调高室温，裹着被子或者喝着热可可，给身体增加阳气。

睡眠不足和慢性疲劳会消耗体内阳气，导致人晚上易感到不安，要注意保证充足的睡眠和充分休息。

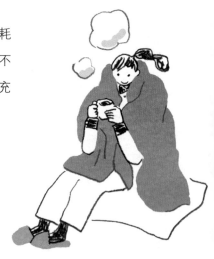

❚❙ 推荐食物

甜味食物有助于消除不安感，可以喝一些热牛奶或热可可，还可以在有助睡眠的花草茶里加一些蜂蜜。

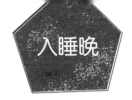

入睡晚

- 睡眠不足
- 工作强度大

入睡晚就更要注重睡眠质量

如果因为工作，无可奈何要持续熬夜的话，可以做点瑜伽或拉伸，也可以按压穴位，来益气养神，让自己能够在较短的时间内有较好的睡眠质量。

可以按揉耳后的安眠穴。此外，脚底的失眠穴也有助于抑制过于亢奋的心情，让心情舒缓，从而有助于提高睡眠质量。

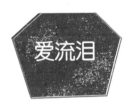

爱流泪

- 不安
- 爱流泪

爱流泪的话要注意补肝血

眼泪也叫肝之液，肝脏虚弱的人就容易感到不安、爱流泪。红枣、鱿鱼、蛤蜊等具有补肝血的功效，柑橘类、春菊、香菜等具有香气的食物也对肝有好处。

此外，按揉后背的肝俞穴，以及拉伸身体刺激期门穴对提高肝功能也很有效果。

 养生建议 *要注意每天给自己留点放松的时间，让第二天也能元气满满。*

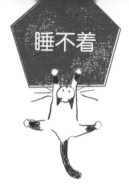

睡不着

- 失眠
- 大脑亢奋

睡不着的时候可以按摩一下腿部穴位

有时上床准备睡觉了，结果却越来越清醒。睡不着可能是因为气逆行到了脑部，导致脑部兴奋所致，所以要让气往下沉。

腿部按摩对缓解失眠很有效。推荐按压一下足三里穴。

另外，屏蔽外界信息也能让大脑从亢奋进入休息模式。可以喝点热牛奶平静心情，不要看手机，盖上被子，闭上眼睛。

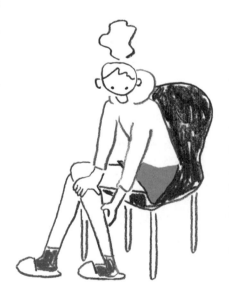

🍴 **推荐食物**

推荐热牛奶、热可可、温豆奶等。少喝咖啡、绿茶、红茶等饮品。

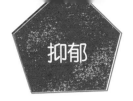

抑郁

- 不安
- 焦躁
- 食欲不振

按压与心脏有关的经络，跟抑郁说拜拜

可能会被上司骂、还有好多工作没做、要见不喜欢的合作方……如果想到第二天有很多烦心事就抑郁，会对心脏或胃肠造成较大负担，变得焦躁、食欲不振。

手握拳时，中指和无名指抵住的掌心的位置就是劳宫穴所在的区域，这个穴位对缓解紧张、压力很有效。与心脏有关的经络多汇集在手腕内侧，按摩手腕也能起到一定效果。

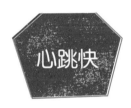

心跳快

- 不安
- 紧张
- 失眠
- 心跳快

心跳快的时候，可以通过呼吸让心跳慢下来

因失眠、不安或紧张而心跳快的时候，呼吸容易变浅。这时候可以通过深呼吸，将上涌的气压制下去，使心跳变慢。

还可以按压手掌上的劳宫穴，或者用手掌温暖胸口的膻中穴，并以轻柔的力道向下顺气。

 养生建议 不安到无法入睡的夜晚，可以喝一碗鸡蛋汤。鸡蛋能够补血养心，有助于睡眠安稳。

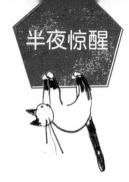

- 压力大
- 睡眠质量差

柑橘类或薄荷类清香能帮助缓解压力

有的人即使是晚上11点入睡，也会在深夜2—3点突然醒来。这类人能够进入深睡眠，但偶尔半夜会突然惊醒，睡眠质量差，可能是压力积攒过多引起的。体内气往上涌，无法彻底镇静下来，也会导致人到了深夜突然醒来。

睡前可以喝一点带有柑橘类或薄荷类清香的饮品，或者用一些具有此类气味的香薰。

深夜1—3点是肝脏活跃的时间，按摩一下足厥阴肝经循行部位也能起到缓解效果。足厥阴肝经是从大脚趾和第二趾中间开始的（参考下一页图），可以在睡前和半夜醒来时进行按摩。

🍴 **推荐食物**

带有橘子、柠檬、橙子、柚子等柑橘类香气以及薄荷类香气的能够让人神清气爽的食物。

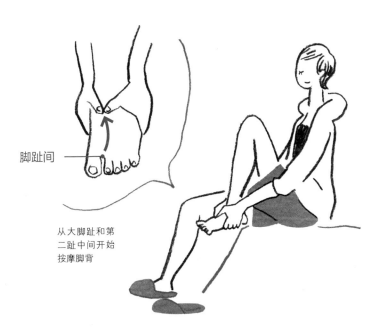

脚趾间

从大脚趾和第
二趾中间开始
按摩脚背

血虚也可能导致半夜惊醒

中医学认为，心血、肝血亏虚会导致心神失濡养、虚烦不得眠，此时，应注重补血。

小贴士

如果半夜醒来了，不要勉强自己，可以做做自己喜欢的事情，做做拉伸运动转换心情，放松一下。如果勉强自己入睡，反而可能会使情绪更激动。

 养生建议　要同时注重身体和心灵的休息。

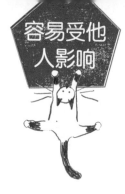

容易受他
人影响

- 意志不坚定
- 悲观
- 消沉

容易让人左右，就要注意补肾

中医学在描述人的精神活动时有"五神"这个说法，即魂、神、意、魄、志，五神与五脏是相对应的。

魂是心理活动，神是人的精神、意指注意力，魄是人的感觉和本能活动，志是记忆力和思考。五神处于相对平衡的状态，人的情绪也会比较稳定，起伏不会过大。如果五神没能保持良好平衡，就容易受他人影响，对自己的决定等不坚定，容易悲观、消沉。

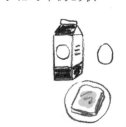

首先需要补与志相关的肾脏，让肾脏强健起来，给身体注入活力。其次就要补与神相关的心脏。

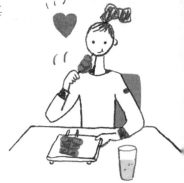

¶¶ 推荐食物

黑色食物和咸味食物有助于补肾，鸡心、胡萝卜、牛奶、可可、鸡蛋、小麦等有助于补心。

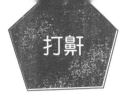

- 晚餐吃得晚
- 过食肥甘厚腻

清胃热能够缓解打鼾

晚上打鼾的人，很多都有胃热的问题。晚上进食时间太晚，油腻、甜腻、重口味的食物进食过多都是导致胃热的原因。

总是在20点之后吃晚餐的人，可以在18点的时候吃点饭团等轻食，到了晚餐时间，再吃点容易消化的食物。

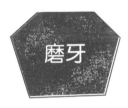

- 头疼
- 口腔炎
- 肩膀僵硬
- 进食过多

刺激合谷穴可有效缓解磨牙

与打鼾一样，磨牙也可能是胃热引起的。饮食中要注意多摄入一些能够清胃热的食物。

此外，也推荐大家可以活用合谷穴。合谷穴位于手背拇指和食指延长线之间，靠近食指侧的中点处，对缓解磨牙、头疼、肩部僵硬、口腔炎等都具有良好效果。

 养生建议 不安到无法入睡的夜晚可以喝一些热可可，心情平静下来了，也能睡得更深、更沉。

养生，让你保持年轻、保持健康

养生能够有效预防疾病和衰老。很多人都是身体出了问题才意识到要养生，但这样是不对的，应该在出现问题之前就养生。如果每天都注重养生，身体出现问题的时候恢复得会更快，等到出现严重问题了再养生，身体的恢复就要花很长时间了。

养生，顾名思义，是颐养生命，增强体质，让人保持健康。根据体质不同，季节变换，养生方法也不同，所以要多关注自己的身体状态，了解自己。

养生主要包含饮食、运动、休养身心等方面内容，这里简单介绍一下基础养生内容。

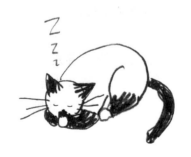

养生建议1

即使睡不着也要先躺着

中医学认为，如果在肝脏活跃时间段（深夜1—3点），肝脏得不到休养，正常造血功能就会受阻。如果熬夜已经成了一种习惯，那么晚上11点准时上床躺下就很重要。即使还有没做完的家务或工作，也可以等第二天早上起来再做。

养生建议2

调整生活节奏

就像子午流注图介绍的，脏器有自己对应的活跃时间段，所以要养成早睡早起的习惯，早、中、晚餐要定时、规律地吃，让一天的生活节奏井然有序。调整生活节奏是养生最基础的内容。

养生建议3

像注重身体休息一样，注重心灵休息

精神心理方面的问题会影响身体，所以不要忽视心灵的养生，要珍视自己，学会慰劳自己。当有烦恼和担忧的时候，要学会给自己留一点放空的时间。虽然可能很困难，但是可以试着通过做做自己喜欢的事情来暂时忘却那些压力的来源。

养生建议4

改善饮食习惯，摄入必需的营养

即使饮食时间再规律，如果饮食内容不正确，身体还是会垮。瘀血的人要少吃油腻食物，阴虚的人要少吃辛辣食物，气虚的人要少吃甜食。要根据自己的体质，进行必要的饮食养生。

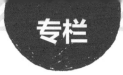

你泡澡的方式真的正确吗

有的人泡澡适合泡得时间长些，有的人最好冲澡，不泡澡。不同体质的人有各自适宜的泡澡方式。

比如，气虚的人体力非常差，就不适合长时间泡着，因为那样会消耗本就不多的体力，即使再怎么养生也追不上消耗的步伐。

有的女生喜欢泡澡泡1个小时左右，但不是所有人都适合这种方式，尤其是气虚的人。

此外，不同体质的人有不同的适合自己的芳香精油，可以在泡澡时给自己添加一丝芳香。可以在浴缸旁边的洗手台上滴1滴，不要直接滴到泡澡水里。

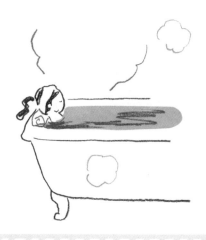

（ 不同体质的人的泡澡方式 ）

根据体质不同，推荐的泡澡方式也不同。请先回顾一下前文关于体质分型的内容，弄清楚自己属于哪种体质，再选择适合自己的泡澡方式。

气滞型

气循环较差的气滞型体质的人适合使用带香气的泡澡剂，悠闲地泡澡。还可以在泡澡时唱唱歌。推荐柑橘味芳香精油。

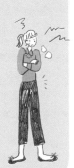

气虚型

气虚型体质的人不能长时间泡澡，要留存体力。为了能节省时间早些入睡，建议冲澡就可以了。不要花太多时间在洗澡上。推荐乳木果味芳香精油。

瘀血型

血液循环较差的瘀血型体质的人注意不能让身体受寒。冷的时候可以多泡会儿，让身体暖起来。推荐玫瑰味、茶树味芳香精油。

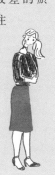

血虚型

血虚型体质的人不能长时间泡澡。由于血液不足，身体滋润度较差，如果长时间泡澡出汗过多，会导致体内水分进一步流失，身体滋润度更差。推荐白芷花香味芳香精油。

痰湿型

身体内水分过多的痰湿型体质的人适合长时间泡澡。水温不必过高，让身体能够出汗的程度就可以，可以多泡一会儿，让身体出汗，排出多余水分。推荐藿香味芳香精油。

阴虚型

身体内滋润度不足的阴虚型体质的人，如果泡澡时间过长，出汗过多，会加重阴虚，所以简单泡一下就可以了。推荐天竺葵芳香精油。

阳盛型

出汗多的阳盛型体质的人，体内气容易上涌，下半身容易畏寒。建议多泡脚或泡半身浴。推荐柠檬、胡椒、薄荷味芳香精油。

阳虚型

自身产热能力不足的阳虚型体质的人，不能只冲澡、不泡澡，而是要泡澡来暖暖身体。推荐杜松果味芳香精油。

不同季节和休息日养生

中医学认为，身体在四季都会发生变化。此部分内容，给大家介绍一下不同季节和休息日的相关养生内容，还会推荐四季和休息日适合吃的甜点哦！

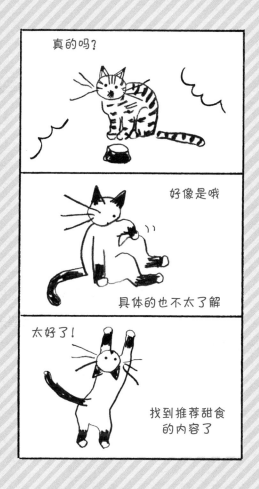

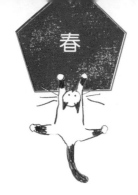

春

- 压力增加
- 面部潮红
- 身体发热
- 感冒

春季是肝功能减弱的时期，多吃当季苦味山野菜或带香味的蔬菜来补肝

　　2月上旬到5月上旬，从立春到立夏这段时间是春季。这是容易发生人事变动的季节，很多人会离开原本熟悉的环境，容易导致压力增加。

　　春季与肝脏密切相关，肝脏的功能在春季会减弱。因此，有的人会感到情绪焦躁，腹部、侧腹和胸口有胀感，会头疼。春季是自然界由阴转阳的季节，在这个季节里，人面部潮红和身体发热现象会增加，情绪高涨，有时半夜会突然醒来。所以春天要多吃当季食物，加强肝功能。

￥￥ 推荐食物

推荐春季当季油菜花、楤木（刺老芽）等略带苦味的山野菜或带香味的蔬菜，还可以多吃一点补血的红枣、枸杞、草莓以及补肝的菠菜、蛤蜊等。

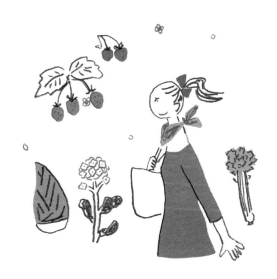

提不起干劲儿怎么办

春季正是树木冒出新芽的时候，但人容易出现没有干劲儿、提不起精神的问题，这是肝功能减弱的表现。此时应多吃一点油菜、春菊、野菜等带苦味的食物，以补充元气。

 养生建议 春季推荐喝樱花茶，吃樱花糯米饼。樱花有让人放松和延缓衰老的作用。

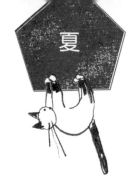

夏

- 失眠
- 情绪高亢
- 出汗多
- 身体乏力或沉重

夏季炎热导致体内气不足，要注重补水补气，调节身体平衡

夏季是与心脏相关的季节。体内水分随着汗液流失，身体的元气也会一并流失，如果出汗过多，心脏功能减弱，容易引发失眠等问题。

夏季很重要的是要补充体内的气和水分。可摄入苦瓜、青椒、生菜、茗荷（阳荷）等略带苦味的夏季蔬菜，清除体内多余的热，补充素面等小麦制品来补心。此外，从春季过渡到夏季，人的情绪容易高亢，可以喝点绿茶平缓心情。

中医学认为，夏季身体易受湿邪影响，导致身体乏力或沉重。这时推荐泡半身浴，适度出汗有助于缓解身体乏力或沉重的问题。

¶¶ 推荐食物

黄瓜、番茄、茄子等夏季蔬菜以及豆腐能够改善"夏乏"。小麦、红枣、枸杞、红豆能够补心。紫苏、葱、生姜、香菜等具有发散作用的食材适合梅雨季节食用。

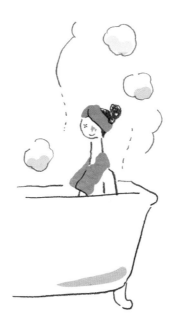

长夏是胃肠容易出问题的季节

中医学上除了现在常说的四季之外，还有长夏的说法。长夏是夏秋季节过渡的时段，胃肠功能容易减弱。此时，建议摄入一些当季蔬菜以及玉米、大米、南瓜等食物，补充胃肠功能。

小贴士

中国有句话："心静自然凉。"意思是心情平和了自然就会感觉清凉舒适了。夏季，人容易因为酷暑而感到焦躁，要注意保持平和心境。

 养生建议 焦躁或沉闷的时候，推荐吃点芒果。吃的时候可以多闻一下芒果的香气。

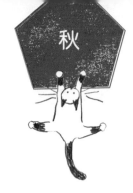

秋

- 干燥
- 哮喘
- 感冒
- 便秘
- 消沉

秋季空气干燥会影响肺，应补充白色食物以养肺阴

秋季，空气开始变得干燥。因此，皮肤、鼻腔和喉咙都会随之变得干燥，容易发生哮喘等呼吸系统疾病。空气干燥还会导致肺功能减弱，使人容易感冒。肺与大肠是相表里的关系，肺干燥还容易引起便秘。

秋季最重要的就是养肺阴，建议多吃白色食物，特别是当季的梨；少吃辣椒等辛辣味的食物。

秋季，夜会慢慢变长，人容易变得消沉，感到寂寞。建议多做深呼吸。

¶¶ 推荐食物

白色食物能够养阴，如银耳、梨、百合根、豆腐、莲藕、白芝麻、牛奶、扇贝等。此外，猪肉、菌类、杏仁、豆腐、蜂蜜也能滋润肺。

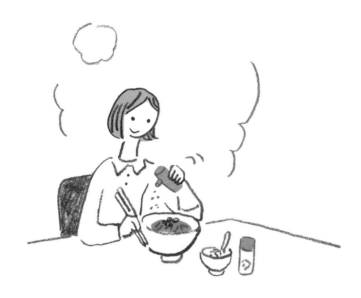

秋季要为过冬做好准备

到了秋季，人体内还残留着夏季带来的疲劳，秋季是一个消除夏季疲劳，为迎接冬季做准备的季节。《黄帝内经》里提到，秋季不要悔恨于未成之事，要保持心境平和，所以秋季最重要的就是不要陷入消极情绪中。

小贴士

经过一个夏季，已经精疲力尽的人，到了秋季建议吃点热的、甜的食物。比如甜甜的红薯、南瓜、板栗、山芋、百合根等，让身体恢复元气。

 养生建议 保持心情放松是不错的养生之道！

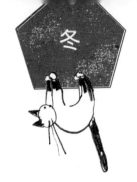

- 腰部不适
- 耳鸣
- 尿频
- 不想动

在肾功能较弱的冬季，要注意保暖，不要勉强自己忙碌

冬季是从11月上旬到来年2月上旬，是肾脏因为寒冷而功能减弱的季节。与肾脏紧密相关的膀胱和耳朵等都容易出现问题，导致尿频、腰部不适、耳鸣等症状，所以冬季的早上要吃点热的，可以摄入一些鲑鱼、羊肉等暖身的食材来加强肾功能。

冬季是属阴的季节。很多动物有冬眠的习惯，很多人到了冬季就不想动，这是很正常的。为了不让寒冷给肾脏带来太大负担，要尽量早睡晚起。

冬天有很多节日，比如春节，但不要给自己的日程排得太紧，要留出一定空余，尽量闲适地度过。

¶¶ 推荐食物

海苔、黑芝麻、木耳等黑色食物可以补肾。羊肉、虾、鲑鱼、鲫鱼等食物可以暖身。另外也推荐摄入一些红茶、韭菜、生姜、蒜和肉桂。

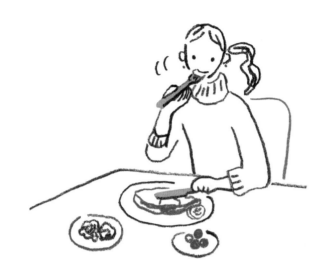

冬季要补身

中国有"冬令进补，来春打虎"的说法。就是说冬季补好身体，到了新的一年就能身体强壮。冬季是属阴的季节，就要助阳补阴。

 养生建议　中国有句俗语：暖身先暖心。寒冷的时候首先要温暖自己的心灵。

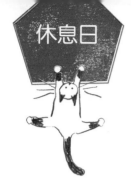

休息日

- 睡眠过多
- 压力大
- 颈部疲劳

释放工作日积累的压力，给身体注入活力

休息日是充分释放压力的日子，要尽量让身体放松下来。比如，把头发散下来，平时如果穿正装比较多，休息日就可以换上宽松的衣服。

有的人休息日会睡觉睡太多，连续睡15~16个小时，这样身体的节奏就乱了，还是照常睡觉比较好，如果感觉困的话，可以睡个午觉。

建议在休息日吃点甜品慰劳一下自己。用鸡蛋和牛奶做的布丁有助于安眠，是最适合休息日的甜品了。

🍴 推荐食物

红薯可以消除水肿、缓解乏力，感觉疲劳的人可以吃点红薯蛋糕、烤红薯。如果感觉焦躁，可以吃点柑橘类甜点。如果感觉消沉，可以吃点草莓甜点。

148

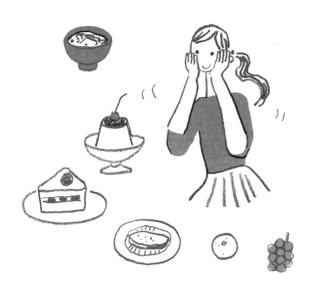

布丁是最好的奖励

鸡蛋是很好的营养食品，是滋养五脏的好食材。鸡蛋与助眠的牛奶一起做出来的布丁，是休息日的好甜点。南瓜布丁、红薯布丁等还有助于补充元气，也很推荐哦！

 养生建议 多想想让自己开心的事。

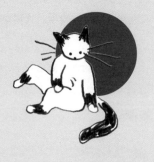